CONTRIBUTION A L'ÉTUDE CLINIQUE

DE

L'ATROPHIE MUSCULAIRE PROGRESSIVE

(TYPE ARAN-DUCHENNE)

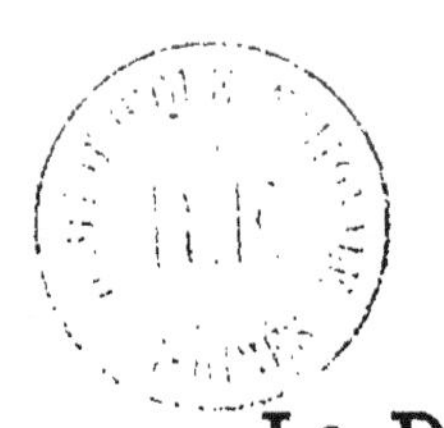

PAR

Le Dr Sophocle TZÈLÈPOGLOU

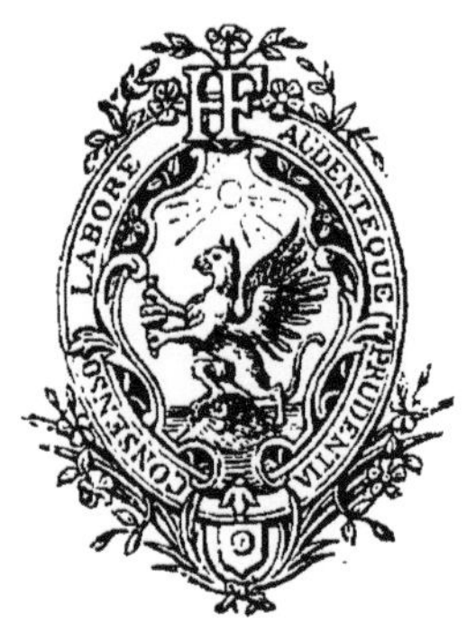

MONTPELLIER
IMPRIMERIE CENTRALE DU MIDI
(Hamelin Frères)

1892

CONTRIBUTION A L'ÉTUDE CLINIQUE

DE

L'ATROPHIE MUSCULAIRE PROGRESSIVE

(TYPE ARAN-DUCHENNE)

PAR

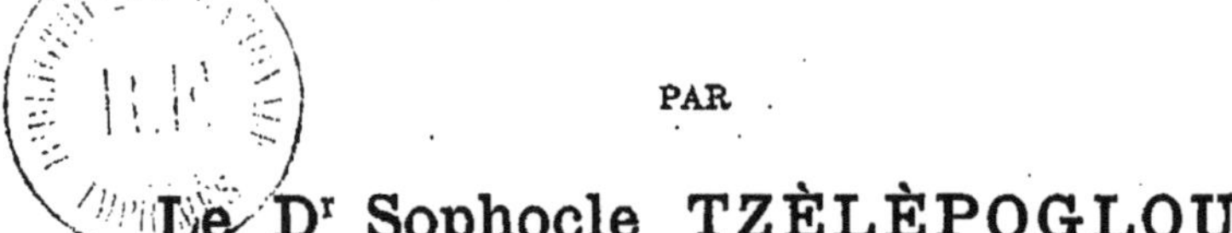

Le Dr Sophocle TZÈLÈPOGLOU

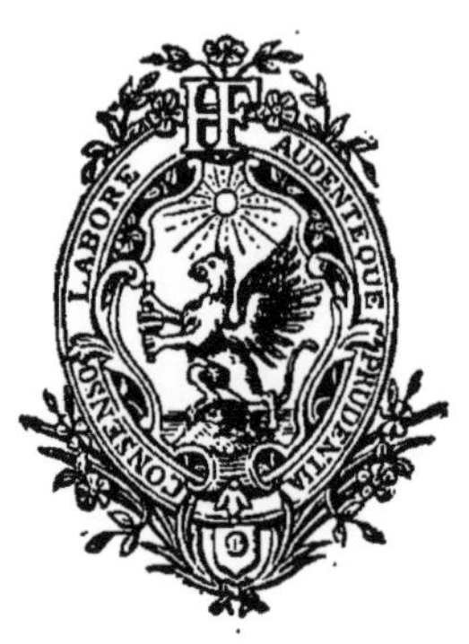

MONTPELLIER
IMPRIMERIE CENTRALE DU MIDI
(Hamelin Frères)

1892

PERSONNEL DE LA FACULTÉ

MM. MAIRET.................. Doyen
CARRIEU................ Assesseur

PROFESSEURS

Médecine légale et toxicologie..................	MM. JAUMES.
Clinique chirurgicale...........................	DUBRUEIL (✻).
Hygiène...	BERTIN-SANS.
Clinique médicale...............................	GRASSET.
Clinique chirurgicale...........................	TEDENAT.
Clinique obstétricale et gynécologie	GRYNFELTT.
Anatomie pathologique et histologie.............	KIENER (✻).
Thérapeutique et matière médicale...............	HAMELIN (✻)
Anatomie..	PAULET (O. ✻. ✻).
Clinique médicale...............................	CARRIEU.
Clinique des maladies mentales et nerveuses......	MAIRET.
Physique médicale...............................	IMBERT.
Botanique et histoire naturelle médicale	GRANEL.
Opérations et appareils.........................	FORGUE.
Clinique ophtalmologique........................	TRUC.
Chimie médicale et pharmacie....................	VILLE.
Physiologie.....................................	N....
Id. Hédon (Ch. du c.)	
Pathologie interne..............................	N....
Id. Rauzier (Ch. du c.)	

Doyen honoraire : M. BENOIT (O. ✻ ✻).
Profess. honor. : M. DUPRE (O. ✻ C. ✻).

CHARGÉS DE COURS COMPLÉMENTAIRES

Clinique annexe des maladies des enfants.	MM. BAUMEL, agrégé.
Accouchements............................	GERBAUD, agrégé.
Clinique ann. des mal. syphil. et cutanées......	BROUSSE, agrégé.
Clinique annexe des maladies des vieillards.	SARDA, agrégé.
Pathologie externe.......................	ESTOR, agrégé.
Histologie...............................	DUCAMP, agrégé.

AGRÉGÉS EN EXERCICE :

MM. SERRE	MM. SARDA	MM. RAUZIER
BAUMEL	ESTOR	LAPEYRE
GERBAUD	HEDON	MOITESSIER
GILIS	LECERCLE	
BROUSSE	DUCAMP	

MM. H. GOT, *secrétaire.*
F.-J. BLAISE, *secrétaire honoraire.*

EXAMINATEURS DE LA THÈSE :

MM. GRASSET, *président.*	MM. SARDA, agrégé.
HAMELIN, professeur.	RAUZIER, agrégé.

La Faculté de médecine de Montpellier déclare que les opinions émises dans les Dissertations qui lui sont présentées doivent être considérées comme propres à leur auteur ; qu'elle n'entend leur donner ni approbation, ni improbation.

A MON PÈRE ET A MA MÈRE

Εὐγνωμοσύνης τόδε τεκμήριον.

A MES FRÈRES, A MES SŒURS

Ἀδελφικῆς ἀγάπης τεκμήριον

S. TZÈLÈPOGLOU.

A MON BEAU-PÈRE ET A SA FAMILLE

Εὐγνωμοσύνης τεκμήριον.

A LA MÉMOIRE DE MON BEAU-FRÈRE

A MON BEAU-FRÈRE

S. TZÈLÈPOGLOU.

A MON PRÉSIDENT DE THÈSE

MONSIEUR LE DOCTEUR GRASSET

PROFESSSEUR DE CLINIQUE MÉDICALE A LA FACULTÉ DE MÉDECINE

A TOUS MES MAITRES DE LA FACULTÉ

S. TZÈLÈPOGLOU.

A MONSIEUR LE BARON DE TOURTOULON

ET A SA FAMILLE

Témoignage de toute notre reconnaissance.

MEIS ET AMICIS

S. TZÈLÈPOGLOU.

INTRODUCTION

Ayant eu l'occasion, dans le service de M. le professeur Grasset, d'observer deux malades atteints d'atrophie musculaire progressive et présentant le type décrit depuis longtemps pour la première fois par Duchenne (de Boulogne) et Aran, nous avons songé à en faire le sujet de notre thèse inaugurale.

Nous n'avons pas eu l'intention de faire une analyse complète des amyotrophies dont le cadre d'étude est si largement ouvert depuis quelques années; mais nous avons voulu essayer de montrer l'entité morbide de cette affection qui, depuis quelque temps, a été contestée par certains auteurs, en apportant des éléments nouveaux quelques faibles qu'ils soient.

Notre travail sera divisé en quatre chapitres.

Le premier comprendra l'étude générale du syndrome Aran-Duchenne.

Dans le second, nous étudierons comment on est arrivé à séparer de ce type certaines variétés d'amyotrophies qui peuvent être actuellement considérées comme des maladies spéciales; nous serons donc amené à parler des myopathies essentielles, des amyotrophies neuropathiques ou névrites multiples et des myélopathies secondaires; mais, pour ne pas sortir du cadre de notre sujet, nous ne parlerons dans l'espèce que de la sclérose latérale amyotrophique, et nous laisserons de côté les autres myélopathies qui, de tout temps, ont été séparées de la maladie d'Aran-Duchenne dans lesquelles survient l'atrophie musculaire comme épiphénomène: myélite aiguë centrale, apoplexie spinale (hématomyélie), lésions de la moelle consécutives aux fractures et luxations de la colonne vertébrale, sclérose en plaques disséminées, sclérose fasciculée consécutive à une lésion cérébrale, myélite partielle primitive ou secondaire, ataxie locomotrice progressive.

Nous ne parlerons pas de la paralysie pseudo-hypertrophique qui paraît avoir le muscle pour point de départ. Il en sera de même des myopathies consécutives réflexes et des atrophies de cause traumatique provenant directement de la blessure du nerf moteur qui anime le muscle.

Nous n'insisterons pas non plus, pour la même raison, sur tout le groupe des polyomyélites antérieures, de marche aiguë, paralysie spinale infantile, paralysie spinale aiguë de l'adulte, etc.

Le troisième chapitre sera consacré à montrer la persistance réelle bien qu'exceptionnelle de cette affection.

Dans le quatrième, nous nous occuperons du diagnostic, du pronostic et du traitement.

Nous avons cru bon d'intercaler dans le texte quelques observations se rapportant aux diverses affections, afin d'apporter plus de clarté et de précision dans l'exposé de notre travail.

Avant d'aborder l'étude de notre sujet, nous tenons à dire combien nous sommes heureux de l'occasion qui se présente à nous dans cette circonstance, pour exprimer toute notre reconnaissance envers nos Maîtres et rappeler combien nous sommes touché des marques de sympathie et de bienveillance qu'ils n'ont cessé de nous montrer.

Nous n'oublierons jamais l'accueil si hospitalier que nous avons reçu dans l'École de Montpellier où nous sommes venu consulter, de l'étranger, les immenses ressources qu'elle possède.

Que M. le professeur Grasset reçoive l'expression de toute notre reconnaissance pour l'honneur qu'il nous fait d'accepter la présidence de cette thèse.

Nous ne saurions, non plus, oublier MM. les professeurs agrégés Rauzier, Sarda et Regimbeau pour la sympathie qu'ils nous ont montrée pendant toute la durée de nos études et pour leur aide et leurs conseils, qui nous ont tant secondé dans notre travail.

En terminant, qu'il nous soit permis de réclamer toute la bienveillance de nos Juges pour la rédaction de cette étude, à cause de notre nationalité étrangère. Nous sommes persuadé d'avance qu'elle ne nous fera pas défaut.

CONTRIBUTION A L'ÉTUDE CLINIQUE

DE

L'ATROPHIE MUSCULAIRE

PROGRESSIVE

(Type Aran-Duchenne)

CHAPITRE PREMIER

Étude générale du syndrome Aran-Duchenne

L'atrophie musculaire progressive est une maladie qui se manifeste au début par un affaiblissement et une diminution de volume des muscles de la main et plus particulièrement de l'éminence thénar ; puis la lésion se propage lentement aux membres supérieurs en suivant une marche ascendante, envahit ensuite diverses régions et s'y distribue d'une manière bizarre mais régulière, sans provoquer de troubles du côté de la sensibilité ou de la contractilité électrique.

Elle était connue depuis la plus haute antiquité ; c'est ainsi qu'Hippocrate distinguait déjà les paralysies avec amaigrissement des membres et les paralysies sans amaigrissement. Mais elle n'a été nettement caractérisée comme entité morbide que vers le milieu de notre siècle.

En 1847, Duchenne (de Boulogne)(1) est le premier qui nous en ait donné une étude complète ; il la sépara du groupe des *paralysies*, maladies très distinctes, n'offrant entre elles que des ressemblances très grossières, et, deux ans plus tard, il présentait à l'Institut un résumé de ses premières observations.

En 1850, Aran (2) donnait une description clinique très remarquable de cette maladie et la désignait sous le nom qui lui est resté depuis lors.

Enfin Cruveilhier (3), en 1853, complétait cette étude en décrivant le premier l'histoire anatomique de cette affection ; dans l'autopsie du saltimbanque Lecomte, il constatait l'atrophie des racines antérieures des nerfs spinaux.

Jusqu'à cette époque, l'atrophie musculaire progressive était considérée comme un type unique ; nous verrons dans le second chapitre comment s'est fait sa dissociation en diverses formes.

ÉTUDE DU SYNDROME. — Tout d'abord, examinons les modes habituels du début et de l'évolution de l'affection.

Le plus souvent, et en particulier, chez les malades que nous avons observés, c'est au milieu d'une santé parfaite que se déclarent les premiers symptômes de la maladie. Les muscles les plus sujets à la fatigue suivant les professions du sujet sont ceux qui subissent les premières atteintes du processus, et l'attention du malade est attirée, au début, sur l'affaiblissement et la gêne dans les mouvements. Notre seconde malade, en particulier, est devenue d'une maladresse inaccoutumée et a dû renoncer à son travail quotidien.

(1) Duchenne (de Boulogne), *De l'électrisation localisée*, p. 441 (Mémoire à l'Institut, 1849).

(2) Aran, *Archives générales de médecine*, 1850.

(3) Cruveilhier, *Bull. de l'Acad. de méd.*, 1853.

Après ces premiers phénomènes, on ne tarde pas à s'apercevoir que les parties atteintes n'ont plus leur volume habituel et sont amaigries. En examinant, dès le début, le muscle atteint d'atrophie progressive, on le voit perdre peu à peu de sa consistance, devenir plus mou, pâteux et moins résistant à la pression du doigt; puis, l'affection faisant des progrès, le tissu musculaire disparaît, le volume de la masse charnue s'amoindrit, et par suite on constate des changements dans le relief des parties lésées.

Cette atrophie de la fibre musculaire concorde avec la marche de l'impotence fonctionnelle; celle-ci n'est pas due, en effet, à de la parésie dans les contractions du muscle, mais à la disparition progressive de l'élément contractile. Tant que les lésions ne sont pas trop avancées, le malade conserve tous les mouvements avec perte de la force et ce n'est, que lorsque le muscle a disparu, que les fonctions sont complètement abolies.

Le processus n'atteignant à son début qu'un nombre limité de muscles, ou une partie de muscles d'un territoire nerveux ou même une portion de muscle, il en résulte des changements de forme et des attitudes vicieuses caractéristiques.

A la place d'une saillie musculaire, on trouve une dépression d'autant plus profonde que le muscle était plus développé, formant ainsi un contraste frappant avec les muscles voisins dont le relief a conservé son volume normal.

Si c'est la région de l'éminence thénar qui est prise, la lésion se révèle tout d'abord par un léger aplatissement des saillies musculaires ; mais, à mesure que l'atrophie gagne les couches profondes, cet aplatissement se transforme progressivement en un véritable creux. Plus tard, si l'affection envahit les interosseux et l'éminence hypothénar, la face palmaire de la main est transformée en une surface plate et sous la peau amaigrie, on ne sent que les tendons des fléchisseurs des doigts recouvrant imparfaitement les intervalles interosseux. A la face dorsale, les métacarpiens sont saillants et les espaces qui les séparent forment de véritables gouttières.

A ces lésions anatomiques correspondent des attitudes vicieuses des doigts.

Le pouce, ayant perdu ses muscles opposants, se place sur le même plan que les autres métacarpiens; en même temps, par suite de l'atrophie des interosseux, les premières phalanges se mettent en extension sur le carpe, tandis que les deux autres sont plus ou moins fléchies, d'où la *griffe* ou *main de singe* que l'on observe chez tous les malades.

Cette disposition n'est d'ailleurs pas due à des spasmes ou à des contractures musculaires, mais à la prédominance d'action des muscles sains sur ceux déjà lésés. Il en est de même pour toutes les autres déformations telles que celles du poignet (Obs. I) et de la colonne vertébrale.

Un autre caractère important de l'affection mérite d'être signalé.

Nous voulons parler de la distribution de l'atrophie. Nous avons déjà vu qu'elle atteignait d'une façon bizarre tel ou tel groupe musculaire ; mais, en outre, elle est symétrique le plus souvent, pour ne pas dire toujours, sans prédominance bien nette d'un côté plus que de l'autre.

Sa marche est aussi toujours identique et l'ordre d'après lequel les muscles sont envahis ne varie guère. A la main, l'atrophie envahit d'abord la région thénar et se propage ensuite aux interosseux et en dernier lieu à l'éminence hypothénar.

Après la main, le processus gagne l'avant-bras, et peut atteindre indistinctement tous les muscles de cette région ; mais il semble qu'il y ait une prédisposition de la part de certains groupes musculaires. Les fléchisseurs des doigts sont le plus souvent lésés ; quant aux extenseurs des doigts et de la main, ils n'en sont pas| cependant indemnes, pas plus que les supinateurs, mais ces derniers cas sont très rares. Chez nos malades, en particulier, l'atrophie, après avoir détruit les muscles de la main, avait frappé les fléchisseurs de l'avant-bras, et la saillie normale de cette région avait été remplacée par un véritable creux.

Des muscles de l'avant-bras, la lésion, suivant toujours une marche descendante, arrive aux bras. D'après Raymond, il y aurait une première période dans la marche de cette atrophie, caractérisée par les lésions que nous venons de décrire ; puis il y aurait un temps d'arrêt plus ou moins long, avant la propagation de l'affection aux bras. Duchenne cite aussi deux cas où ce temps d'arrêt dura plusieurs années. Mais les observations que nous avons retrouvées dans les auteurs, et celles que nous avons eu l'occasion de recueillir, nous portent à penser que se stade n'existe pas réellement. La marche excessivement lente de l'affection et la difficulté de la constatation du début de l'envahissement d'une région ont pu faire croire à un arrêt du processus, mais en réalité l'évolution suit toujours sa marche progressive.

Aux bras nous retrouvons aussi la prédisposition de certains muscles à l'atrophie. Le biceps et le brachial antérieur sont primitivement atteints, tandis que le triceps résiste beaucoup plus longtemps. Cependant il y a des cas où le début s'est manifesté par ce dernier muscle. Duchenne, en particulier, cite un malade chez lequel le biceps brachial était complètement atrophié, alors que le biceps, le brachial antérieur et le deltoïde étaient indemnes. Mais, lorsque la lésion est plus avancée, tous les muscles disparaissent et la région présente un aspect squelettique. Chez nos malades on ne retrouvait plus trace de muscles, surtout à la face antérieure, et la peau ridée recouvrait directement l'humérus et le paquet vasculo-nerveux.

Après avoir détruit les muscles des membres complètement

supérieurs, le processus envahit ceux de l'épaule et ceux du thorax. Le deltoïde est un des premiers chez lequel la lésion se manifeste. Son atrophie détermine un aplatissement considérable du moignon de l'épaule, qui présente un aspect tout aussi caractéristique que la déformation spéciale de la main. Tous les muscles de la ceinture scapulohumérale disparaissent, et la clavicule, l'acromion et l'apophyse coracoïde font une saillie exagérée. Quelquefois l'atrophie passe directement de la partie extérieure de l'avant-bras aux muscles de l'épaule, et le biceps brachial n'est pris que beaucoup plus tardivement.

Au thorax, c'est le trapèze, dans la plupart des cas, qui est envahi le premier, et nous retrouvons ici ce caractère spécial de l'affection, nous voulons parler de la prédisposition de la localisation de l'atrophie à une portion de muscle que Duchenne (de Boulogne) avait déjà signalée. La partie inférieure du trapèze est, en effet, la première atteinte, tandis que la portion claviculaire, par suite de sa résistance au processus, a été considérée comme « l'ultimun moriens » de tous les muscles du tronc et du cou. Après le trapèze, l'atrophie envahit presque simultanément les pectoraux, les grands dentelés, les grands dorsaux, les rhomboïdes, en un mot tous les autres muscles du tronc, sans en respecter aucun. De là l'aspect squelettique de la partie supérieure du corps par rapport à la partie inférieure qui présente encore ses dimensions normale. La peau paraît collée sur les côtes qui forment un relief exagéré et séparé par des espaces intérosseux creusés en véritables sillons.

« Le bord spinal de l'omoplate s'écarte du thorax, par suite de l'atrophie du grand dentelé, et le bras pend inerte le long du corps après la disparition des muscles de la ceinture scapulohumérale ; quand on lui imprime des mouvements, l'omoplate est entraîné à la façon d'un levier de sonnette.

Puis les extenseurs et les fléchisseurs peuvent être atteints; alors les malades tendent à perdre leur centre de gravité et y remédient par des incurvations de la colonne vertébrale. Duchenne a posé ce principe : Si on tire la ligne verticalement, en partant de la première apophyse épineuse dorsale, quand cette ligne tombe en arrière du sacrum, il y a défaut d'action des extenseurs du tronc ; quand cette ligne tombe, au contraire, en avant du sacrum, il y a défaut d'action des fléchisseurs. »

Mais le processus atrophique ne s'arrête pas là et continue sa marche envahissante soit sur les membres inférieurs, soit vers la tête par les muscles des régions cervicales antérieures et postérieures.

Puis il envahit les muscles des lèvres, de la langue et du larynx, et on assiste alors à une complication extrêmement intéressante ; nous avons désigné le syndrome de la *paralysie labio-glosso-laryngée*, qui ne serait dû, d'après notre maître M. le professeur Grasset, qu'à une simple extension de l'affection de la moelle au bulbe. Après les muscles de la déglutition, vient le tour de ceux qui président à la mastication. En général les abaisseurs de la mâchoire sont les premiers atteints et les plus gravement compromis, d'où la difficulté pour le malade d'ouvrir la bouche et de suffire à son alimentation.

Enfin, quand les muscles de la respiration, le diaphragme et les intercostaux sont frappés, le patient meurt victime des accidents de l'asphyxie.

A ces troubles atrophiques vient s'ajouter bien entendu, une impotence fonctionnelle dépendant absolument des territoires lésés.

C'est ainsi qu'au début, lorsque l'affection n'a atteint que les muscles de l'éminence thénar, les mouvements d'opposition du pouce sont difficiles et deviennent impossibles ; c'est là un fait intéressant à signaler, surtout au point de vue clinique, car ce phénomène est un des premiers qui frappe l'attention des malades.

A cette gêne dans les mouvements du pouce vient s'ajouter

bientôt celle des autres doigts, qui, ayant perdu leurs interosseux, ne peuvent plus s'écarter les uns des autres ; ces phénomènes sont beaucoup plus marqués pour l'index et le petit doigt qui perd, lui aussi, les muscles de l'éminence hypothénar.

Il va sans dire que l'impotence fonctionnelle marche aussi de pair avec l'atrophie au niveau de tous les autres points lésés ; ce qu'il y a d'intéressant et ce que nous voulons mettre en relief, c'est que *la paralysie semble toujours proportionnelle au degré apparent de l'atrophie musculaire;* c'est là un fait tout à fait caractéristique, comme nous le verrons plus loin.

Nous n'insistons pas davantage sur ces troubles, dus à l'atrophie ; il nous suffisait de signaler cette particularité.

Telle est la marche habituelle du syndrome Aran-Duchenne ; mais, comme il n'y a pas de règle sans exception, tous les cas ne présentent pas une identité parfaite et le début de la maladie peut être variable.

C'est ainsi que les auteurs signalent le début par les membres inférieurs. Duchenne lui-même l'avait déjà noté dans un chapitre spécial sous le nom de « *Symptomatologie de l'atrophie musculaire de l'enfance* », car cette particularité paraissait beaucoup plus fréquente chez les enfants, mais elle s'observe aussi chez l'adulte.

Duchenne avait signalé aussi l'envahissement initial des muscles de la face chez certains de ces malades, qui ne tardaient pas ensuite à voir apparaître l'atrophie aux muscles des membres supérieurs et du tronc.

Un troisième mode de début, très rare également, est celui où la maladie se manifeste d'abord au thorax. Dans ce cas, ce sont le plus souvent les muscles condamnés à un excès de travail, par suite de la profession du malade, qui sont les premiers atteints par le processus. Les muscles *sacro-spinaux*, ceux de la *ceinture scapulaire*, les *grands dorsaux* et les *pectoraux* sont les premiers à payer leur tribut à l'atrophie.

De telles anomalies ont été observées par un grand nombre d'auteurs après Duchenne, et en particulier par Lockhart-Clarke ; Eichorst et Friedreich, entre autres, avaient fait une statistique dans le but de connaître la fréquence relative de ces différents modes de début. Sur 146 cas, ils en comptent 111 où la maladie a commencé par les membres supérieurs, 27 où l'atrophie a apparu tout d'abord aux membres inférieurs et 8 seulement ayant débuté par les muscles du thorax.

Mais cette statistique est absolument fausse, comme nous le verrons dans le chapitre II, car, à cette époque-là, on faisait rentrer dans le cadre de la maladie d'Aran-Duchenne tous les cas d'atrophie musculaire progressive.

Aussi est-on amené à conclure que, « *dans la très grande majorité des cas, l'atrophie musculaire progressive, type Aran-Duchenne, débute par les petits muscles de la main, et que les autres modes de début sont exceptionnels.*

A côté de ces caractères que nous venons d'exposer, nous en trouvons d'autres qu'il nous paraît indispensable d'étudier maintenant :

Ce sont : *Les contractions fibrillaires ;*
Les troubles de la sensibilité ;
Les modifications de la contractilité des muscles ;
Les manifestations douloureuses ;
Les troubles trophiques.

Contractions fibrillaires. — Elles sont à peu près constantes dans lam aladie d'Aran-Duchenne et précèdent l'atrophie des muscles qui vont être lésés.

Elles peuvent être comparées à des mouvements vibratoires qui seraient produits par des cordes tendues sous la peau et auxquelles on imprimerait, en les pinçant, des oscillations dans un plan vertical. Elles ont une durée très courte, mais se succèdent à des intervalles très rapprochés les uns des autres.

Elles sont spontanées ou surviennent sous l'influence des mouvements volontaires, s'exagèrent par les excitations cutanées ou l'électrisation musculaire et peuvent, par suite de leur intensité, arriver jusqu'à un véritable tremblement.

D'autres fois, elles ressemblent à de petits mouvements vermiculaires, non douloureux, involontaires, qui passent souvent inaperçus des malades. D'après M. Grasset (1), la présence et l'intensité de ces contractions n'auraient aucun rapport avec le degré de l'altération musculaire. De nombreux auteurs, tels que Baerwinkel (de Leipsig), Vulpian, Duchenne, se sont occupés de leur pathogénie, mais ils ne sont arrivés qu'à des hypothèses. Des phénomènes identiques se rencontrant chez des personnes qui ne sont nullement atrophiques, nous croyons qu'il est préférable de les attribuer à un trouble psychique dépendant de l'impressionabilité des sujets, de même que l'on voit apparaître des contractures sans la moindre lésion des cordons latéraux, chez les femmes hystériques, de même qu'il existe une chorée essentielle, sans altération visible des tissus.

A côté de ces faits, signalons en passant un phénomène très curieux étudié par Remak sous le nom de *contraction diplégique*. Il consiste en ce que l'on peut provoquer des contractions dans les muscles des membres supérieurs atrophiés « lorsqu'on place le pôle négatif d'une pile au-dessous de la cinquième vertèbre cervicale et le pôle positif au niveau d'une *zône irritable* située dans l'espace compris entre la première et la cinquième vertèbre cervicale, surtout dans la fossette carotidienne, dans le triangle compris entre le maxillaire inférieur et le pavillon de l'oreille. » D'après cet auteur, on serait en présence de contractions réflexes dues à l'excitation du gan-

(1) *Gazette hebdomadaire de Montpellier*, 1880.

glion supérieur du grand sympathique. Ces mêmes constatations ont été signalées par Erb et Drissen (1), mais Fieber et Benedikt n'ont jamais pu les trouver.

Veater, de son côté, a décrit dans les cas d'atrophie musculaire progressive, sous le nom *palmospasme*, un autre phénomène curieux. « C'est une sorte d'agitation de la main qui se produit lorsqu'on excite les muscles des membres supérieurs par un courant faradique ou galvanique. Dans le premier cas, le phénomène se produit au moment de l'interruption du courant ; dans le second cas, c'est au moment où on interrompt le courant par le pôle positif. »

TROUBLES DE LA SENSIBILITÉ. — Au début, on savait qu'il n'y avait aucun trouble de la sensibilité dans cette maladie. Mais plus tard, Duchenne, dans son *Traité de l'Électrisation localisée,* montra que dans un bon nombre de cas la sensibilité cutanée et la sensibilité électro-musculaire étaient plus ou moins affaiblies. « Cette anesthésie est quelquefois si grande, dit-il, que les malades ne perçoivent ni les excitations faradiques les plus fortes, ni l'action du feu. J'en ai vu qui s'étaient laissé brûler profondément les parties anesthésiées, parce qu'ils n'avaient pas perçu l'action des corps incandescents et qu'ils n'avaient pas été prévenus par la vue que ces parties se trouvaient en contact avec eux. Cette anesthésie s'observe, en général, au membre supérieur et va en diminuant de la main à l'épaule. Quelquefois, cependant, elle se montre irrégulièrement et n'est pas toujours en raison directe du degré de l'atrophie. Ainsi je l'ai vu limitée à une région du tronc ou de l'épaule ; d'autres fois elle était complète dans tout le membre supérieur droit, tandis qu'elle était faible dans le membre opposé, qui était cependant beaucoup moins atrophié. Cette anesthésie musculaire et cutanée n'est survenue en gé-

(1) Raymond, *Maladies du système nerveux.*

néral que chez des atrophiques qui avaient éprouvé dans ces régions des douleurs que l'on avait attribuées à une influence rhumatismale. »

Eulenburg prétend que l'*anesthésie* est rare et se localise surtout aux extrémités des doigts. Signalons aussi des *phénomènes de paresthésie* caractérisés par des fourmillements et de la chriesthésie.

Chez nos malades, nous n'avons observé aucun trouble de la sensibilité au contact. Les moindres attouchements sont très bien perçus et très bien localisés. Le sens musculaire est aussi conservé. Les sensibilités au froid, à la chaleur et à l'électricité sont absolument normales.

C'est ce qui, d'ailleurs, se présente dans tous les cas. Les différents troubles précédemment décrits n'ont été rangés dans le cadre du type Aran-Duchenne qu'à cause de la non-différenciation de diverses affections d'avec cette maladie. Nous verrons en effet, à propos du diagnostic différentiel, que toutes ces altérations de la sensibilité doivent être rattachées à des formes différentes. Aussi devons-nous affirmer « qu'il y a, en général, intégrité de la sensibilité au contact et à l'électricité. »

Avant de passer à l'étude des modifications électriques, notons l'intégrité des *réflexes tendineux*.

Les organes des sens ne présentent pas d'altérations ; les pupilles sont égales et les réflexes pupillaires sont normaux dans le plus grand nombre de cas ; dans le cas contraire, ces derniers troubles seraient symptomatiques de la lésion du sympathique.

Modifications de la contractilité électrique des muscles. — Tout d'abord il faut, à ce propos, signaler un fait capital, *c'est que la contractilité électro-faradique des muscles envahis par l'atrophie est normale.* Si l'on examine, en effet, des cas où la lésion a déjà fait des progrès, on constate qu'il y a une diminution dans l'excitabilité faradique, mais cette diminution est absolument parallèle à l'atrophie musculaire et progresse avec elle. A mesure que l'affection fait des progrès, la différence devient plus sensible et peut arriver jusqu'à l'abolition complète, lorsqu'il n'existe presque plus de fibres musculaires ; tant que le muscle n'est pas tout à fait disparu, les faisceaux qui persistent réagissent comme à l'état normal. Mais, à ce moment-là, il faut noter un fait assez curieux signalé en particulier par Jaccoud et Hayem, c'est que le courant, par diffusion, peut faire contracter les antagonistes; c'est ainsi que le biceps normal pourra se contracter lorsque l'on électrisera le triceps atrophié. Legros et Onimus ont aussi signalé que l'excitabilité électrique des muscles s'affaiblit plus vite qu'à l'état normal et qu'elle ne reparait qu'après un repos plus ou moins prolongé.

D'après certains auteurs, il y aurait, dès le début de l'affection, *une exagération de cette excitabilité*, D'après Friedreich, ce fait serait dû à une irritation inflammatoire des terminaisons nerveuses intra-musculaires.

L'excitabilité galvanique des muscles, au contraire, subit des modifications *quantitatives* et *qualitatives* et on constate, d'après Erb, l'existence de la *réaction de dégénérescence partielle*. Ce phénomène est caractérisé par les faits suivants : « L'excitation électrique donne les mêmes réactions dans le nerf et dans le muscle ; l'excitabilité galvanique et faradique du nerf, après une courte exagération, diminue et peut disparaître. L'excitabilité faradique du muscle suit la même marche, mais son excitabilité galvanique est conservée et même exagérée. »

Cette réaction de dégérescence serait due à ce que la fibre musculaire a déjà subi des altérations profondes alors que le nerf a conservé encore son intégrité.

Nous n'insistons pas davantage sur ces faits, qui n'ont qu'une importance secondaire pour le clinicien; retenons seulement que, dans le type Aran-Duchenne, il y a *la réaction de dégénérescence ;* nous verrons son importance au point de vue du diagnostic différentiel.

Manifestations douloureuses. — Eulenburg cite des cas dans lesquels, s'il n'y a pas eu de troubles de la sensibilité, la lésion atrophique a été précédée ou accompagnée de *douleurs paroxystiques* siégeant soit dans les muscles atteints, soit le long du trajet de leurs nerfs. Ces douleurs s'exagéraient à la suite des mouvements actifs ou passifs par lesquels les muscles entraient en jeu.

Tardieu signale une observation dans laquelle ces phénomènes ont commencé par les membres supérieurs avant tout autre symptôme. Banks (1) a constaté l'apparition de la douleur dix-huit mois avant le début de l'atrophie; elle persiste ensuite pendant le cours de la maladie, mais avec une intensité moindre.

Dans ces deux cas, les crises douloureuses se sont généralisées, sans cependant devenir plus intenses ni changer de caractère dans les membres où l'atrophie était localisée; d'autres fois, et ce n'est pas rare, elles n'apparaissent que dans le membre où se développera l'atrophie et ne se généralisent que plus tard, successivement dans différentes régions (Observat. II et III).

M. Grasset (2) a rencontré un cas semblable à l'Hôpital Général; il en cite un autre observé par Vulpian (3).

Remak signale de la douleur dans près de la moitié des cas qu'il a observés. Elle serait, tantôt névralgique, aiguë et

(1) Banks, *Gazette des hôpitaux*, 1866.
(2) Grasset, *Maladies du système nerveux.*
(3) Vulpian, *Cliniques de la Charité*, 711.

intermittente, s'irradierait dans la continuité des membres avec une grande intensité, tantôt rhumatoïde et, dans l'espèce, occuperait les articulations ou les muscles. D'autres fois, le malade n'éprouve qu'une douleur erratique vague, assez légère pour ne pas l'empêcher de vaquer à ses occupations. Elle dure un temps plus ou moins long; elle cesse parfois avec les débuts de l'atrophie; souvent, au contraire, elle persiste d'une façon continue; d'autres fois, enfin, elle apparaît à intervalles plus ou moins réguliers.

Ces phénomènes douloureux ont été interprétés de plusieurs façons.

Certains auteurs les considèrent comme des complications revêtant la forme de névralgie ou d'affections rhumatismales. Ainsi Wacshmuth, qui avait adopté cette opinion, proposait de diviser l'atrophie musculaire progressive en deux classes : l'atrophie simple indolente et l'atrophie rhumatismale douloureuse. Chez une de nos malades, en particulier (obs. V), qui souffrait, nous avons constaté la présence d'affections rhumatoïdes, une arthrite avec gonflement de l'article.

D'autres auteurs considèrent la douleur comme faisant partie du cortège symptomatique de l'affection; d'autres, enfin, font jouer à ces névralgies un rôle étiologique et y voient l'origine d'atrophies réflexes.

Nous avons, en outre, observé chez la même malade de véritables *crampes*, signalées par les auteurs comme manifestations du début de la maladie.

Troubles trophiques. — Un des cas que nous avons observés présentait des lésions cutanées excessivement intéressantes; aussi insisterons-nous sur ce point. Presque au début de l'affection, apparaît chez notre malade (obs. V) une éruption érythémateuse; elle commence par le bras gauche, s'étend ensuite aux deux bras, aux seins ensuite et le gauche est le premier atteint. La face ne reste pas indemne, et, au bout de quelque temps, elle est à son tour envahie. Cette éruption au début consistait en une rougeur uniforme de la peau, qui était lisse, luisante, et rappelait assez l'aspect d'une engelure; la coloration était plus ou moins foncée, tantôt pâle, tantôt violacée. Sur la rougeur, et principalement sur son pourtour, la peau était recouverte d'ulcérations et de crevasses, d'où s'écoulait une petite quantité de pus jaunâtre qui formait des croutelles plus ou moins épaisses, rappelant d'assez loin celles de l'impétigo.

Cette lésion était accompagnée de vives démangeaisons.

Au bout d'un certain temps, il s'est produit une amélioration sensible, et, sur presque tous les points, la guérison était complète. Plus tard, il y a eu une récidive, mais le territoire envahi a été bien moins étendu.

Ces troubles trophiques ont été signalés et étudiés dans le cours des affections de la moelle épinière, par Charcot et Brown-Séquard (1), et par Vulpian (2), en particulier, qui a vu un cas de prurit aux extrémités supérieures, accompagné d'une éruption lichénoïde et herpétiforme. Ces faits sont relativement rares et assez variés comme forme.

Ainsi, Benedikt rapporte l'observation d'une atrophie des os et de la peau ; Roberts cite des congestions cutanées et un œdème du tissu cellulaire, Balmer, des éruptions diverses, des sueurs abondantes, des hémorragies et des congestions sous-cutanées, de l'urticaire, de l'éléphantiasis, de la cyanose des extrémités. Ces dernières complications doivent être attribuées à des troubles vaso-moteurs, qu'il importe de ne jamais perdre de vue dans cette affection.

Pour être complet, citons aussi les troubles articulaires dont nous avons déjà eu l'occasion de parler dans un para_

(1) Charcot et Brown-Séquard, *Journal de physiologie*, 1859, t. II.

(2) Vulpian, *Archives de physiologie*, 1872.

graphe précédent, et qui revêtent une forme tout à fait spéciale.

Rosenthal, dans son Traité, cite « un cas remarquable d'arthropathie de l'épaule, développée sans cause, sans douleur ni inflammation, avec seul gonflement, chez un malade atteint d'atrophie musculaire progressive. » Ces lésions peuvent aussi être le siège de douleurs; nous en avons déjà parlé.

On a aussi noté des *contractures* dans quelques observations. Nous verrons dans le chapitre suivant quelle est leur valeur pathogénique, nous n'insistons pas davantage pour le moment.

Notons en terminant cet exposé que, pendant toute la durée de la maladie, l'état général des malades est excellent. C'est là un caractère constant que nous retrouvons dans nos observations. L'intelligence et la mémoire ne subissent aucune atteinte, et les grandes fonctions respiratoires ou digestives, en particulier, ne se troublent qu'au moment où la destruction musculaire vient enrayer leurs actes mécaniques. Citons enfin l'absence complète de fièvre pendant toute la durée de la maladie.

ANATOMIE PATHOLOGIQUE.— Il faut étudier à ce propos deux ordres de lésions : 1° celles des muscles; 2° celles du système nerveux central et périphérique.

1° *Lésions musculaires.* — Duchenne, grâce à un *harpon* qui permet d'enlever sur le vivant des fragments de muscles, a donné une description de ces altérations, qu'il considère comme une *atrophie musculaire, avec transformation graisseuse.* Ces faits ont été constatés aussi par Cruveilhier, par Aran, par Merzon, en Angleterre, par Wachsmuth, Valentiner, en Allemagne, etc...

Puis, Virchow nous a montré dans sa *Pathologie cellulaire*, qu'à côté de la dégénérescence graisseuse de la fibre musculaire, il se formait une dégénérescence graisseuse interstitielle extra-fibrillaire.

Plus tard, grâce aux travaux de Hayem, il a été établi par cet auteur, que ces lésions étaient une inflammation du tissu contractile, une myosite. L'altération la plus importante serait l'atrophie simple. Les fibres musculaires diminueraient de volume et disparaîtraient peu à peu sans que la situation et la structure normale soient modifiées. Il y aurait en outre une dégénérescense granuleuse protéique qui se montrerait dans les muscles ayant déjà subi un commencement d'atrophie.

En même temps, dans les fibres dégénérées, les noyaux se multiplieraient d'une façon plus ou moins notable et formeraient ainsi des groupes en chapelet de deux, trois ou quatre noyaux, quelquefois de petits amas composés de dix à douze de ces éléments. Leur nombre serait en raison directe de la dégénérescence fibrillaire.

« Le périmysium lui-même est altéré ; il est épaissi, et son hyperplasie suit exactement la distribution des lésions atrophiques ou dégénératives ; il est d'autant plus épaissi que les fibres sont plus grêles. En outre, les noyaux de ce tissu conjonctif sont devenus, dans les points épaissis, plus abondants qu'à l'état normal, et là où les fibres musculaires renferment des éléments nouveaux, le périmysium en est également rempli. Dans les cloisons conjonctives du périmysium externe, plus rarement aussi de l'interne, on trouve parfois, dans les points les plus altérés, des amas de vésicules adipeuses plus nombreuses qu'à l'état sain ; mais cette scléroadipose interstitielle est rare et peu développée. »

Friedreich, au contraire, arrive à une conclusion toute différente. Pour cet auteur, la lésion consiste en une « polimyosite chronique progressive. » Il y aurait d'abord une hyperplasie du périmysium, et les fibres musculaires seraient étouffées en quelque sorte par le tissu conjonctif en voie de prolifération. Ces fibres subissent alors l'atrophie simple et la dégénérescence cireuse ou graisseuse, qui ne jouerait qu'un rôle secondaire dans l'ensemble du processus histologique.

Ces altérations seraient donc constituées par des troubles interstitiels qui entraîneraient à leur suite des troubles parenchymateux, et se compliqueraient d'une infiltration graisseuse interstitielle.

En résumé, pour Hayen, la lésion principale est une myosite parenchymateuse; pour Friedreich, une myosite interstitielle.

Depuis lors, de nombreux travaux sont venus corroborer à ceux-là, et on tend à admettre que le processus est complexe et comprend à la fois les deux variétés d'altérations.

2° *Lésions nerveuses.* — Ici, les auteurs ont émis des opinions très diverses.

Nous n'avons pas l'intention de retracer un historique de la question, ce serait superflu ; mais il nous est utile d'analyser les résultats si variables qui ont été signalés.

C'est ainsi que Schneevogt, Jaccoud et Lubimoff ont publié des observations dans lesquelles ils ont constaté une atrophie du *grand sympathique cervical.*

Cruveilhier cite un cas chez lequel il y avait une lésion des *racines antérieures de la moelle*, et à l'appui de ce fait sont venues s'ajouter de nombreuses observations de Duménil, Trousseau, Vulpian, Menjaud, Schüppel, Recklinghausen, etc., dans lesquelles l'atrophie de ces racines existait seule en apparence, sans altérations des cornes antérieures.

Mais depuis lors de nombreux travaux ont montré que, dans l'atrophie musculaire progressive, il y avait surtout des *lésions spinales.* Citons pour mémoire les cas de Valentiner, de Leubuscher, de Friedreich, de Luys, de Duménil, etc.., où ces altérations ont été dûment constatées ; elles étaient caractérisées par une atrophie des cornes antérieures, mais dans certaines observations on a trouvé d'autres lésions, telles que des foyers de ramollissement.

A côté de ces observations il faut aussi en citer toute une longue liste dans laquelle les résultats de l'autopsie ont été négatifs comme lésions spinales.

Eulenburg (1) cite plusieurs faits analogues publiés déjà par Aran, Ascenfeld, Oppenheimer, Truck, Bamberger, etc..., et depuis lors de nouveaux cas sont venus s'ajouter à ceux-là.

Ces faits, en apparence si contradictoires, se concilient cependant très facilement si l'on approfondit toutes ces observations, car beaucoup d'entre elles ne rentrent pas dans le véritable type Aran-Duchenne; nous nous en occuperons dans le chapitre suivant.

Raymond, en particulier, dans ses leçons sur les amyotrophies, arrive aux conclusions suivantes : « que les *altérations des cornes antérieures de la moelle ont été constatées d'une façon à peu près constante et constituent la lésion primitive* »; il y aurait intégrité des faisceaux blancs.

Les autres troubles concomitants soit des régions de la moelle, soit des méninges, seraient secondaires.

D'après Charcot, les cellules nerveuses des cornes antérieures subissent l'atrophie pigmentaire ou l'atrophie scléreuse.

Dans le premier cas, le corps de la cellule diminue de volume, le noyau s'atrophie, ainsi que les prolongements, qui finissent par disparaître; en même temps il y a une infiltration de pigment normal.

Dans le second, la cellule se ratatine dans tous les sens, les prolongements deviennent secs et grêles et même disparaissent.

(1) Eulenburg, *Traité des maladies du système nerveux*, 1878.

Pour Kesteven (1), le premier indice d'atrophie est l'apparition, autour des cellules nerveuses, d'une vacuole qui s'agrandit peu à peu; en même temps le noyau semble augmenter de volume (2): « Ce ne serait qu'une apparence due à la résorption d'une partie du protoplasma cellulaire » ; puis les prolongements et le cylindre axe sont détruits et la pigmentation envahit ces corpuscules.

Nous n'insistons pas davantage sur des lésions si intéressantes; il nous suffisait de montrer pour notre thèse que l'atrophie musculaire propressive, type Aran-Duchenne, est caractérisée par des altérations anatomo-pathologiques spéciales.

Étiologie. — Ce chapitre a été tout d'abord fort mal connu à cause de la confusion de toutes les formes d'amyotrophies.

Comme *cause prédisposante*, on a voulu faire jouer un grand rôle à l'hérédité. Mais si l'on examine les observations de Méryon, de Duchenne, de Friedreich, de Hammond, etc..., qui ont servi à établir cette opinion, on constate qu'elles se rapportent toutes aux autres types d'atrophie musculaire progressive, aux myopathies qui ont été rangées sous le terme générique de *familiales*. L'hérédité morbide n'interviendrait ici que d'une façon indirecte, et dans bien des cas on peut trouver une tare nerveuse dans les antécédents, si l'on ne trouve pas cette forme spéciale de maladie.

Les causes occasionnelles auraient, pour certains auteurs, une importance plus considérable.

De nombreux auteurs, tels que Voisin, Schuppel, Schneevogt, Hammond, citent des exemples dans lesquels l'atrophie musculaire a débuté par un groupe de muscles exposés à un

(1) Kesteven, *Revue des sciences médicales*, 1877, XIII, 459.

(2) Grasset, *loc. cit.*

surmenage accidentel ou habituel de part la *profession* des malades; on a remarqué qu'elle était plus fréquente chez des hommes adonnés aux *professions manuelles* (cordonniers, tailleurs, forgerons, selliers, etc...), c'est-à-dire chez ceux qui fatiguent outre mesure les petits muscles de la main ou tous les muscles du membre supérieur.

On a aussi décrit, dans certains cas, l'influence des *traumatismes*, du *froid* et de l'*humidité*.

Quelques observateurs (Benedikt, Gérard, Mousson) ont cité des observations consécutives à une fièvre typhoïde; Eulenburg, Nesemann, ont vu la maladie se développer quelque temps après une rougeole; Charcot et Jouffroy, immédiatement après une couche; Anstié, Friedreich, à la suite du rhumatisme articulaire aigu; Friedberg, à la suite du choléra.

Les intoxications chroniques par l'alcool et le plomb ont été incriminées; mais nous verrons plus loin que les observations de ce genre ne sont autres que des amyotrophies névropathiques.

Signalons que c'est une maladie de l'*âge adulte*, et que les hommes sont beaucoup plus souvent atteints que les femmes.

Ainsi Friedreich, sur 176 cas, n'en a observé que 33 chez des femmes, ce qui fait une proportion de 19 pour 100. Une statistique d'Erb comprend 33 cas, dont 11 chez des femmes. Roberts, sur 69 cas, a trouvé 15 femmes.

Cette prédominance pour le sexe masculin cadrerait assez bien avec le surmenage musculaire, qui est beaucoup plus fréquent chez les hommes que chez les femmes.

Nous passerons sous silence l'étude de la pathogénie, qui sortirait du cadre de notre travail; comme nous l'avons déjà dit, nous n'avons ici pour but qu'une étude clinique de cette affection.

CHAPITRE II

Démembrement du type morbide Aran-Duchenne

Nous avons vu dans le chapitre précédent que la paternité de l'atrophie musculaire progressive appartient à Duchenne. En effet, les premières observations recueillies par cet auteur furent l'objet d'un Mémoire adressé à l'Institut en 1849, et dès 1859 le nombre des faits du même genre observés par Duchenne s'élevait à 160. Ces cas étaient donc assez fréquents et leur étude donna lieu à de nombreux travaux.

Leur étude approfondie, la variabilité des symptômes, des lésions anatomo-pathologiques et de l'étiologie amena les auteurs à contester l'entité morbide de cette maladie et à en faire un groupe nosologique englobant des espèces variées.

C'est à partir de 1860 que la question est entrée dans une phase nouvelle, et du syndrome Aran-Duchenne on détache successivement de nouveaux types que chaque auteur considère comme indépendant du type primitif.

1° MOYPATHIES ESSENTIELLES. — La variabilité du début de l'affection a été un des arguments sérieux.

Duchenne (1) lui-même, en décrivant l'atrophie, en avait séparé une vingtaine de cas et leur avait consacré un paragraphe spécial sous le titre de *Symptomatologie de l'atrophie musculaire de l'enfance,* à cause de la localisation primitive

(1) Duchenne, *Traité de l'électrisation localisée,* 1872, p. 486.

de la lésion à la face ou aux membres inférieurs. « Le début par les muscles de la face, ajoutait Duchenne, peut donc être considéré comme un caractère propre à cette atrophie musculaire progressive de l'enfance; c'est, de plus, un signe prémonitoire de son extension plus ou moins prochaine aux muscles des membres et du tronc. » Cet auteur avait donc parfaitement remarqué la diversité des faits cliniques, sans pouvoir toutefois en déterminer la nature.

En 1876, Leyden (1) décrit une forme spéciale survenue chez *plusieurs membres de la même famille.* Voici ses caractères principaux : « La maladie débute presque toujours dans le jeune âge; le plus souvent aussi elle frappe plusieurs enfants de la même famille, de préférence les garçons ; elle se manifeste en premier lieu par une certaine faiblesse des lombes et des membres inférieurs, principalement aux mollets, et l'atrophie peut être marquée par un certain degré de lipématose. Elle suit une marche progressive extrêmement lente des jambes aux cuisses, des cuisses aux masses sacro-lombaires, de là aux membres supérieurs, où elle chemine de la *racine vers les extrémités.* Les troubles de la sensibilité, les tremblements fibrillaires, les symptômes de paralysie bulbaire et la réaction de dégénérescence font défaut. »

Quelques années plus tard, Zimmerlin (2) prétend, lui aussi, créer une variété particulière d'amyotrophie progressive caractérisée par les faits suivants :

1° *Début* de la maladie dès l'âge de la puberté; 2° localisation primitive de l'atrophie sur les muscles de la ceinture scapulaire et des membres supérieurs, grands dentelés, pectoraux, biceps et triceps brachiaux, extenseurs et supinateurs des avant-bras ; 3° intégrité des muscles des éminences thénar

(1) Leyden, *Traité des maladies de la moelle.*

(2) Zimmerlin, *Zeitschrift für klin. Medicin,* t. VII, fasc. I, 1883.

et hypothénar et des muscles interosseux ; 4° absence de tremblements fibrillaires, de lipématose secondaire, des troubles de la sensibilité, et absence de réaction de dégénérescence dans la plupart des cas ; 5° caractère familial très net.

En 1884, paraît un mémoire d'Erb (1) (d'Heidelberg) dans lequel il décrit, sous le nom de *forme juvénile d'atrophie musculaire progressive, de dystrophie musculaire progressive*, un nouveau type dont il avait fait mention dans son *Traité d'électrothérapie*, en se basant sur les résultats différents que donne l'exploration galvanique des muscles. Le début de cette affection se montre le plus souvent à un âge plus avancé ; ce sont généralement les muscles de la ceinture scapulaire qui sont envahis les premiers et insidieusement par la parésie et l'atrophie ; cependant, dans quelques cas, on voit apparaître en même temps les mêmes lésions du côté des membres inférieurs ; parfois il peut se faire qu'une seule moitié du corps soit envahie et que la maladie revête la forme hémiplégique. A cette atrophie peut se joindre une hypertrophie vraie ou apparente de certains muscles, et, d'après Erb, ceux qui seraient le plus souvent atteints sont : le *deltoïde*, le *sous-épineux*, les *muscles ronds*, le *triceps brachial* aux membres supérieurs, le *tenseur du fascia lata*, le *couturier* et surtout les *muscles du mollet* aux membres inférieurs. A ces signes viennent s'ajouter les symptômes négatifs déjà décrits à propos des deux autres variétés.

En 1885, MM. Landouzy et Déjerine(2) apportent des faits nouveaux servant à constituer une autre variété. Le début de ce type apparaît vers l'âge de trois à quatre ans ; les parents sont frappés tout d'abord par le facies du petit malade qui semble avoir un masque sur sa figure ; le front ne présente pas de rides ; si l'enfant rit ou pleure, l'œil paraît plus

(1) Erb, *Deutches Archiv für Klin. Medicin*, t. XXXIV, 1884.

(2) Landouzy et Déjerine, *Revue de médecine*, 1885, janvier et avril.

ouvert sans qu'il y ait de l'exophtalmie, « les lèvres deviennent plus saillantes, la fente buccale s'élargit, le rire n'est plus le même et la physionomie prend un caractère moins éveillé, moins jeune, béat et moins intelligent. » Puis, au bout d'un temps plus ou moins long, l'atrophie s'étend aux membres : ce sont d'abord les muscles de l'épaule qui sont pris des deux côtés, avec persistance fréquente du deltoïde, puis ceux du bras, et l'affection revêt alors le type *facio-scapulo-huméral ;* l'atrophie faisant des progrès, les muscles de la main sont atteints, puis ceux des membres inférieurs.

Mais ces différenciations cliniques furent contrôlées par les recherches anatomo-pathologiques ; on constata, en effet, que dans les divers types précités il y avait une intégrité absolue du système nerveux central et périphérique ; les muscles seuls étaient atteints par l'atrophie.

De là la déviation bien tranchée des atrophies musculaires progressives en *myélopathies*, type Aran-Duchenne, et *myopathies* reconnaissant pour substratum anatomique une altération primitive de la fibre musculaire elle-même.

Ces différences expliquent les divergences d'opinion des auteurs dont nous avons déjà parlé. Ceux qui prétendaient que, dans le type Aran-Duchenne, il y avait bien souvent absence de lésions spinales, étaient en présence de cas de myopathie.

Ce n'est pas ici le lieu de faire une étude de ces diverses myopathies. Il nous suffit de montrer qu'elles présentent des caractères spéciaux qui ont permis d'en faire une classe à part.

Nous avons déjà vu : 1° que le mode de début et l'évolution des deux affections est différent ; 2° que les lésions anatomiques ne sont pas les mêmes. L'étude de l'étiologie fournit aussi des arguments en faveur de l'identité.

Tandis que, dans le type Aran-Duchenne, l'hérédité n'intervient que d'une façon indirecte dans le développement de la maladie, dans les autres variétés, au contraire, elle joue un rôle si important qu'on a voulu les ranger toutes dans le groupe spécial des amyotrophies à type familial. Il suffit de citer les tableaux généalogiques rapportés dans les travaux de Mœbius, Landouzy, Déjerine et autres..... dans lesquels on voit ces maladies se manifester à plusieurs reprises dans plusieurs générations et se présenter surtout chez les enfants d'une même famille.

Les principales différences peuvent se résumer dans le tableau suivant (1) :

MYOPATHIES PRIMITIVES

Essentiellement familiales. — Absence de contractions fibrillaires. — Absence de réaction de dégénérescence. —Début, le plus fréquemment, par les muscles des membres inférieurs ou de la ceinture scapulaire. — Marche descendante de la racine des membres vers les extrémités. — Absence de complications bulbaires. — Maladies du jeune âge.

MYÉLOPATHIES

Peu ou pas d'hérédité. — Contractions fibrillaires. — Réaction de dégénérescence. — Début par les muscles de la main. — Marche ascendante des extrémités des membres vers la racine. —Fréquence de la paralysie labio-glosso-laryngée. — Maladie de l'âge mûr.

Tous ces caractères permettent donc de séparer dans la plupart des cas toutes ces variétés du syndrome Aran-Duchenne. Mais nous verrons plus loin qu'il existe des formes intermédiaires.

Nous croyons utile, en terminant ce paragraphe, de relater ici une observation de Landouzy qui nous montrera cliniquement les faits que nous venons d'énumérer.

Le début a eu lieu dans l'espèce à l'âge de trois ans par les

(1) Thérèze, *Gazette des hôpitaux*, 1890.

muscles de la face, et, au bout de quatre ans, l'atrophie est arrivée à un degré extrême; la marche a donc été très rapide, contrairement à ce que l'on trouve chez les myélopathies ; il n'y a pas toutefois d'hérédité.

OBSERVATION PREMIÈRE

Myopathie essentielle. — (Autopsie)

L... (Eugène), vingt et un ans. Début à trois ans, par l'atrophie des muscles *de la face*, qui fut le seul symptôme de la maladie jusqu'à dix-sept ans. Apparition à cet âge de l'atrophie des muscles des membres supérieurs, qui peu à peu se généralisa à la plupart des muscles du corps, ceux des membres supérieurs étant notablement plus pris que ceux des membres inférieurs. *En quatre ans*, l'atrophie est arrivée à un degré extrêmement prononcé ; la peau est littéralement collée aux os. Facies tout à fait particulier, sans expression, lèvres grosses en bourrelets, bouche de tapir, intégrité complète des muscles de la langue, du pharynx et du larynx. Intégrité complète des muscles masticateurs (masseter, temporal et ptérygoïdiens). Intégrité complète des muscles moteurs de l'œil et du releveur de la paupière supérieure, du diaphragme et des muscles intercostaux. Pas de paralysie appréciable dans les muscles atrophiés, le malade exécute tous les mouvements au prorata des fibres musculaires qui lui restent. Altération très marquée de la contractilité faradique et galvanique, *sans réaction de dégénérescence*. Abolition des réflexes tendineux, conservation des réflexes cutanés. Intégrité des sphincters, de la *sensibilité générale et spéciale* et de la nutrition cutanée. Jamais la moindre douleur dans les masses musculaires, ni ailleurs. Mort par tuberculose pulmonaire à vingt-quatre ans, sept ans après l'apparition de l'atrophie dans les membres supérieurs, et vingt et un ans après le début de l'atrophie par les muscles de la face.

AUTOPSIE. — Altérations musculaires portées à un très haut degré et atteignant chaque muscle d'une façon uniforme ; lorsque le muscle est pris, il l'est dans sa totalité.

Intégrité absolue de certains muscles. Au microscope, on constate une atrophie simple du faisceau primitif sans multiplication des noyaux. *Intégrité absolue des nerfs intra-musculaires, des racines antérieures, du tronc et des racines du facial, de la moelle épinière et de noyaux bulbaires ; cellules motrices normales* et aussi nombreuses qu'à l'état physiologique. Congestion simple de la moelle et du bulbe, plus marquée dans la substance grise.

(Landouzy et Déjerine, *Revue de médecine,* 1885.)

II. — SCLÉROSE LATÉRALE AMYOTROPHIQUE. — Dans le chapitre précédent nous avons vu que certains auteurs, notamment Leyden, Duménil, Westphall et Duchenne, avaient observé des *contractures* dans quelques cas d'atrophie musculaire progressive.

Or Charcot, en 1865, dans une communication à la Société médicale des hôpitaux, décrivit un cas de sclérose des faisceaux latéraux et montra, dès cette époque, d'une façon très nette, les principaux points de l'histoire clinique et anatomique de cette affection. En 1869 avec le concours de M. Joffroy, en 1872 avec celui de M. Gombault, il publiait de nouvelles observations par lesquelles il séparait du type Aran-Duchenne une atrophie myélopathique secondaire, la *sclérose latérale amyotrophique.* Depuis lors, de nombreux travaux ont confirmé cette opinion, tant au point de vue clinique qu'au point de vue anatomo-pathologique.

La symptomatologie de la distribution et de l'évolution des

lésions atrophiques est, dans la plupart des cas, identique à celle de la maladie d'Aran-Duchenne. Voici d'ailleurs le résumé qu'en a donné Charcot :

« 1° Parésie sans anesthésie des membres supérieurs, accompagnée d'émaciation rapide de l'ensemble des masses musculaires et précédée quelquefois d'engourdissements et de fourmillements. La rigidité spasmodique s'empare à un certain moment des muscles paralysés et atrophiés et détermine des déformations permanentes par contracture.

2° Invasion des membres inférieurs, parésie sans anesthésie qui, progressant promptement, fait que, en peu de temps, la station et la marche sont impossibles.

A ces symptômes se joint une rigidité spasmodique, d'abord intermittente, puis permanente et compliquée parfois *d'épilepsie spinale tonique*. Les muscles des membres paralysés ne s'atrophient qu'à la longue et jamais au même degré que ceux des membres inférieurs.

La vessie et le rectum ne sont point affectés ; il n'y a pas de tendance à la formation d'eschares.

3° Une troisième période est constituée par l'aggravation des symptômes précédents et par l'apparition des symptômes bulbaires.

Ces trois phases, ajoute Charcot, se succèdent dans un court espace de temps. Six mois, un an après le début, tous les syptômes se sont accumulés et plus ou moins fortement accentués. La mort arrive au bout de deux ou trois jours en moyenne par le fait des symptômes bulbaires. »

Comme on le voit, les phénomènes atrophiques présentent à peu près les mêmes caractères que le syndrôme Aran-Duchenne, mais à côté nous trouvons des phénomènes surajoutés.

Dans la sclérose latérale amyotrophique, la parésie se manifeste au début, précède l'atrophie et tient généralement le premier rang dans la marche de la maladie, tandis que, dans le secondcas, l'atrophie est le symptôme prédominant et la faiblesse musculaire en est la conséquence.

De plus nous trouvons ici des phénomènes de *contractures* très accentués qui sont la base du diagnostic différentiel. A cela se joignent l'exagération des réflexes, la trépidation épileptoïde ou épilepsie spinale, les crampes dans les attitudes forcées des segments de membres envahis par l'atrophie.

Mais tout ce cortège symptomatique trouve son explication dans les lésions anatomo-pathologiques. En effet, comme dans le type Aran-Duchenne, on a trouvé une atrophie des cellules des cornes antérieures, mais il y a en outre une *dégénérescence du faisceau pyramidal.*

D'après certains auteurs, il ne faudrait pas croire cependant que, dans les premiers cas, la lésion spinale soit toujours limitée d'une façon rigoureuse à la substance grise des cornes antérieures; elle empiète bien souvent sur la substance blanche avoisinante, notamment sur celle des cordons latéraux; seulement cette participation de la substance blanche à la lésion de la substance grise n'est pas assez prononcée pour se traduire par des symptômes appréciables. C'est là l'opinion de Leyden en particulier.

Quoi qu'il en soit, la différence entre les deux maladies est bien tranchée et nous en avons un exemple dans notre observation V.

Chez elle, l'atrophie est arrivé au degré extrême de son évolution et elle peut exécuter encore certains mouvements en rapport avec les fibres musculaires qui lui restent.

Elle est donc *atrophique* et non *paralytique*. Le malade de l'observation II, au contraire, qui est moins atrophié que la précédente, est dans l'impossibilité absolue de relever le bras; il y a nécessairement chez lui de la paralysie indépendante de l'atrophie, il présente une exagération réflexe et des troubles spasmodiques qu'on ne retrouve pas dans notre premier cas.

OBSERVATION II

Sclérose latérale amyotrophique. — Début par raideur de jambe gauche, puis parésie du bras droit, puis troubles de la parole. — Paralysie complète avec phénomènes spasmodiques passagers. — Accentuation des troubles bulbaires. — Mort un an après le début. — Corps granuleux dans le faisceau pyramidal. — Disparition des grandes cellules pyramidales de l'écorce.

Dup... (Sébastienne), soixante ans, couturière, née à Lyon, entre à l'hôpital Tenon, salle Magendie, 6, le 31 juillet 1883, dans le service de M. Huchard.

Antécédents. — La grand'mère paternelle serait morte hémiplégique; sa mère est morte de chagrin (?), à l'âge de trente-six ans, son père est mort à soixante-dix-neuf ans. Frère mort de la poitrine à l'âge de dix-neuf ans et demi.

Elle a été réglée à douze ans, mariée à quinze ans ; elle eut treize enfants dans l'espace de dix-neuf ans.

Dix de ses enfants sont morts en bas âge, trois sont bien portants. Ménopause à l'âge de quarante-cinq ans. Aucune maladie antérieure ; elle a, jusqu'il y a huit mois, toujours joui d'une excellente santé.

A ce moment (commencement de décembre 1882), elle remarque que sa jambe gauche *devient raide*, quand elle est assise. Ce phénomène se montrait de temps à autre, durant une demi-heure en moyenne, et ne se produisait jamais pendant la marche ; en même temps que ces *contractures passagères*, il existait quelques douleurs de reins.

Un mois avant d'entrer à l'hôpital Tenon, elle éprouvait une certaine difficulté pour se peigner de la main droite ; elle prononçait mal certains mots ; la parole était quelquefois embarrassée. Elle alla à la Salpêtrière pour consulter M. le professeur Charcot ; celui-ci étant absent, elle entra à l'hôpital Saint-Antoine, chez M. Dujardin-Beaumetz, elle n'y resta que quelques jours.

Au commencement de son entrée à l'hôpital Tenon, elle accuse des *douleurs* dans les membres inférieurs, dans les genoux, dans les épaules, etc. Les *contractures* étaient intermittentes dans la jambe gauche ; il n'y en a jamais eu du côté droit. On ne constate pas d'atrophie des membres ; la marche n'est possible qu'avec une chaise que la malade pousse devant elle ; les jambes se détachent péniblement du sol, elles y sont comme clouées, suivant l'expression de la malade. *Exagération des réflexes rotuliens.* Pas de tremblement épileptoïde ou provoqué. Sensibilité intacte au toucher, à la douleur et à la température. Le mouvement d'élévation des bras est impossible. Les facies ne présentent aucun caractère particulier. Yeux noirs, assez vifs, langue normale, tremblant un peu. La parole est légèrement embarrassée, certaines consonnes sont pour ainsi dire escamotées, parler lent, monotone, non scandé. Pas de tremblement des mains. Jamais de maux de tête, ni vertiges. L'appareil de la vision semble normal. Appétit excellent, digestions irrégulières, pas de fièvre, poumon et cœur en parfait état.

Lorsque la malade est entrée dans le service, le 31 juillet, elle se plaignait surtout de douleurs dans les membres, au niveau des jointures et masses musculaires, douleur pour lesquelles on prescrit 4 grammes de salicylate de soude par jour. La malade prend ce médicament deux jours seulement, et l'on voit se produire certains symptômes assez bizarres que l'on hésite à mettre sur le compte du salicylate. Ce sont : du délire, de violents maux de tête, un embarras plus prononcé de la parole, une amélioration du pouls sans fièvre, des étouffements. La suppression du médicament et quelques jours de repos mettent fin à ces accidents.

On remarque alors (8 août) que l'éminence thénar, du côté

droit, est un peu moins volumineuse que du côté gauche, les mouvements d'opposition du pouce sont lents, difficiles, de même le premier métacarpien tend à se mettre sur le même plan que les autres métacarpiens; l'abduction du pouce n'est possible que si la malade prend le pouce avec l'autre main pour le mettre dans la position voulue. La malade est soigneusement examinée à nouveau, elle se plaint d'avoir ressenti des tremblements fibrillaires dans la région thénar, des deux côtés. Ces mouvements n'ont pu être constatés. Les contractions, primitivement localisées dans le membre inférieur gauche, gagnent la jambe droite. Dans ces moments, les membres sont sans extension, le bord interne du pied porté en dedans et relevé. Les jambes sont des *barres rigides* qui retombent tout d'une pièce, sans flexion du genou.

Quelques jours plus tard, on remarque que la lèvre supérieure a beaucoup perdu de sa mobilité, les consonnes labiales sont mal accentuées; certains mots dans les phrases absolument incompréhensibles. La langue est normale comme volume, elle peut être facilement relevée, creusée en gouttière, sortie et ramenée dans la bouche. Quelques tremblements fibrillaires à la pointe.

L'atrophie de l'éminence thénar droite se prononce rapidement, elle se dessine également à gauche; les muscles de ces éminences s'atrophient avec une grande rapidité. en même temps que les mouvements du pouce se restreignent de plus en plus chaque jour. Peu à peu, les pouces sont rejetés en abduction, écartés de la paume de la main, il n'y a plus à peine d'abduction ni d'opposition. Les premiers métacarpiens se mettent sur le plan des autres métacarpiens; les espaces interosseux commencent à se dessiner. Les muscles des éminences thénar répondent facilement aux courants induits. La main n'a pas d'attitude particulière, sauf une demi-pronation.

Pendant le mois de septembre 1883, l'atrophie des éminences thénar des deux côtés a fait des progrès considérables, de même l'impotence fonctionnelle s'est accentuée.

Les membres inférieurs sont *contracturés* dans l'extension et l'abduction pendant des heures et quelquefois des journées entières, mais sans douleur.

Absence de trémulation épileptoïde. *Pas d'atrophie* des membres inférieurs.

La malade est obligée de garder le lit à partir du commencement d'octobre ; elle peut aussi à peine se servir de ses mains, quoique celles-ci ne soient pas déformées. Les mouvements du cou sont lents, la rotation est pénible. La parole s'embrouille, la paralysie et l'atrophie de la lèvre supérieure sont de plus en plus visibles. Toujours rien de manifeste du côté de la langue et du voile du palais ; la voix n'est pas nasonnée.

Jamais d'engouement pendant les repas, ni de retour des aliments par le nez. Les fonctions digestives s'accomplissent bien. La malade urine bien, demande le bassin tous les jours ou tous les deux jours. La nuit, elle dort assez bien, mais la salive s'écoule sur ses vêtements. Quand la malade ne parle pas, les lèvres sont rapprochées, la bouche est fermée, elle n'a pas « l'air pleurard » ; toutefois, les sillons naso-labiaux paraissent s'accentuer dans les premiers jours d'octobre. A cette époque, les deltoïdes sont moins flasques, très atrophiées ; un contraste frappant existe entre les membres inférieurs et les supérieurs ; ces derniers sont devenus grêles ; les premiers, au contraire, sont volumineux et assez adipeux. Les battements du cœur ont toujours été réguliers. Respiration normale dans les deux poumons.

16 octobre. — Tous les symptômes sont encore plus accusés depuis quelques jours seulement, les mains ont commencé très rapidement à prendre l'attitude de la griffe ; les

phalanges sont fléchies, la main est presque continuellement dans la pronation, les mouvements de respiration sont très limités et presque impossibles, les fléchisseurs des doigts forment, au niveau du poignet, des reliefs très marqués par suite de l'état de contracture des muscles; les mouvements d'élévation du bras sont impossibles, et lorsqu'on imprime des mouvements de flexion ou d'extension au membre, au niveau de l'articulation du coude et du poignet, on sent une certaine raideur, une certaine résistance, ce qui prouve que les fléchisseurs et les extenseurs sont à peu près également contracturés.

Les membres inférieurs sont depuis trois jours le siège d'un œdème assez considérable, œdème très probablement paralytique et qui ne semble pas devoir être attribué aux troubles cardiaques constatés aujourd'hui seulement. Ces troubles cardiaques, qui n'existaient certainement pas les jours précédents, consistent en irrégularité et intermittences cardiaques. Aucun bruit de souffle n'est perçu; la malade ne s'est jamais plaint de palpitations.

La lèvre supérieure paraît atrophiée; la malade mange avec maladresse, elle laisse échapper en mangeant les liquides et les aliments; la moitié gauche de la langue paraît un peu plus développée que la moitié droite (?). Léger tremblement à la pointe.

Aucun signe de paralysie du voile du palais. La parole est de plus en plus embarrassée; tous les mots sont dits à peu près sur le même ton, parole monotone et traînante. La malade, comme nous l'avons dit, fut alors envoyée par M. Huchard dans le service de M. Charcot. Voici les notes qui furent prises sur elle pendant son séjour à la Salpêtrière :

2 novembre 1883. — Aspect de la face : Rien de spécial au front. Orbites assez profonds, espace assez considérable entre la paupière supérieure et l'arcade sourcilière (yeux excavés).

Les plis naso-labiaux sont assez marqués, mais non très accentués ; sur tout le pourtour des lèvres, on voit des plis rayonnés en grand nombre. Ces plis existent aussi au niveau du menton.

La partie antéro-externe du cou, au niveau des fibres du peaucier, présente aussi des vides assez nombreux. Les mouvements des paupières s'accomplissent normalement. La malade peut placer ses lèvres dans la position du baiser, elle peut écarter les commissures labiales assez facilement. Mais dans ce mouvement la commissure droite est attirée en dehors plus fortement et un peu plus en haut que la commissure gauche ; à l'état de repos, les lèvres restent entr'ouvertes et laissent voir les dents. Elle peut tirer la langue sans trop de mal, mais seulement d'une longueur de deux centimètres à peine, et la maintient assez longtemps hors de la bouche. La langue ne semble pas notablement diminuée de volume, mais elle est très pointue, la partie antérieure étant beaucoup moins volumineuse que la postérieure. La surface de l'organe est à peu près normale, cependant il existe quelques légers plissements un peu plus prononcés au niveau des bords (à cet endroit ils sont verticaux) que sur la face dorsale (où ils sont plutôt réticulés). Le voile du palais, encombré de mucosités gluantes, est pendant et symétrique ; lorsqu'on fait pousser un son à la malade, le voile du palais se relève à peine. La sensibilité réflexe du voile du palais est un peu diminuée, mais non abolie, que l'excitation porte sur le voile du palais ou sur la paroi postérieure du pharynx. La malade ne peut souffler une bougie qu'à huit centimètres au plus ; lorsqu'on lui bouche le nez à dix ou onze centimètres, la diminution de la puissance du souffle semble donc être due surtout à la faiblesse des forces expiratrices.

La prononciation est extrêmement défectueuse, et presque incompréhensible, par suite tant de la faiblesse de la voix que de l'articulation défectueuse. Monotonie complète. Les lettres G, K, I, J, Q, T, Z, sont à peu près impossibles à prononcer par la malade; au contraire, M, F, R, S, V, sont assez bien articulées.

Quand on la fait boire, les liquides ne remontent pas dans le nez, mais il arrive quelquefois qu'en buvant ou en mangeant, quelques aliments s'égarent dans le larynx. Quand elle veut boire, il faut lui approcher le verre des lèvres, et alors elle boit lentement, par petites gorgées, et, à chaque gorgée, une certaine quantité s'échappe par la bouche, et, rencontrant le liquide qui baigne les lèvres, fait entendre un glou-glou très prononcé. Les mouvements de direction de la mâchoire sont conservés.

Les mains présentent une atrophie musculaire manifeste, avec déformation caractéristique ; à l'état de repos, elles sont toujours placées tout près l'une de l'autre contre l'abdomen, à peu près à la hauteur du nombril; les avant-bras sont fléchis en pronation et en abduction. Les doigts sont fléchis (il y a non seulement flexion de la phalangine et de la phalangette, mais aussi un peu de flexion des articulations métacarpo-phalangiennes), de sorte que les ongles viennent porter dans la paume de la main, du moins ceux des deux derniers doigts, car le médium et l'index sont écartés de la paume de la main par le pouce fléchi entre eux et celle-ci.

Le pouce est dirigé obliquement en dedans et en bas, de façon que son ongle vient aboutir à la base de l'espace interdigital, entre le médius et l'annulaire. Il y a un certain degré d'abduction du premier métacarpien, qui est sur le même plan que les autres métacarpiens. Les tendons des long abducteur et court extenseur, et, en général, les tendons des extenseurs font une saillie considérable sur le dos de la main. Le carpe est un peu en extension sur l'avant-bras, mais se trouve cependant presque dans le prolongement de celui-ci ; le premier espace interosseux présente une dépression assez considérable.

Dans la paume de la main, les muscles qui s'attachent au bord, interne du premier métacarpien, et tout à fait contre ce bord semblent avoir disparu, de même l'abducteur du pouce; mais, entre l'une et l'autre de ces deux masses musculaires, il reste des muscles formant un bourrelet assez notable. On peut, sans trop de peine, étendre passivement les doigts, mais ils restent cependant toujours un peu fléchis dans l'articulation de la phalange avec la phalangine. Le pouce peut aussi être écarté de la paume de la main, mais avec une certaine difficulté. Quand on dit à la malade d'étendre volontairement les doigts, on voit qu'elle n'y parvient pas tout à fait, il n'y a que la première phalange qui soit complètement étendue, la phalangine reste fléchie. Elle ne peut écarter ses doigts les uns des autres. Il lui est impossible d'étendre son pouce, tous les mouvements qu'elle peut lui imprimer sont des mouvements de flexion. Elle n'a plus aucune force dans les mains lui permettant de serrer un objet, ni de faire usage de ses doigts.

La description qui précède a été faite surtout pour la main droite, la main gauche est un peu moins atrophiée et capable de quelques mouvements, mais présente en somme un aspect tout à fait analogue à celui de la main droite. On éprouve une difficulté assez grande pour étendre l'avant-bras sur le bras, et à peu près la même résistance pour le fléchir. Lorsqu'on cherche à mettre le bras en abduction par rapport au tronc, la malade accuse une certaine douleur dans la région de l'épaule. Les pectoraux sont assez bien conservés, et semblent avoir une certaine force; la malade ne peut mettre les mains sur sa tête; tout ce qu'elle peut faire, c'est de les élever à peu près à hauteur de sa bouche; avec une grande difficulté, elle peut lever légèrement les épaules; elle fait avec le cou tous les mouvements qu'on lui commande.

Les mouvements du grand dorsal existent aussi dans une certaine mesure. Pendant qu'on l'examine, on constate, dans les masses musculaires du bras et de l'avant-bras droit, des mouvements fibrillaires ; il en est de même à gauche.

Les deltoïdes ne semblent pas extrêmement atrophiés, et, si la malade ne peut lever les bras, cela tient surtout à la raideur qui existe dans l'articulation scapulo-humérale et à la douleur que déterminent les mouvements un peu amples dans cette articulation. On voit aussi des mouvements fibrillaires au niveau des deltoïdes et des pectoraux.

Les réflexes tendineux, au niveau du poignet (face dorsale et face palmaire), sont très notablement exagérés des deux côtés. Quant aux extrémités inférieures, elles sont le siège d'un œdème assez prononcé, surtout au niveau des pieds et des jambes ; cet œdème remonte jusqu'aux cuisses. Sur les extrémités de chaque métacarpien, au niveau de l'articulation métacarpo-phalangienne, il y a une plaque rouge, non ulcérée tenant sans doute à la pression des couvertures.

Légère eschare au talon droit, et sur chaque jambe à la partie postérieure du mollet, eschare de l'étendue d'une pièce d'un franc ; sur les fesses, eschares plus étendues, siégeant vers la partie inférieure du sacrum, à peu de distance du sillon interfessier.

Les membres inférieurs ne sont pas contracturés et, en les soulevant, on fléchit aisément la jambe sur la cuisse et celle-ci sur le bassin. Il est impossible, vu l'existence de l'œdème, de dire s'il y a ou non atrophie musculaire. D'ailleurs les mouvements du pied sont assez limités ; la malade peut cependant, avec beaucoup d'efforts, arriver à faire quelques mouvements de flexion plantaire, la flexion dorsale est plus difficile ; il existe aussi quelques mouvements d'adduction, et quelques mouvements de la jambe ; ainsi, la malade parvient à croiser un peu un pied sur l'autre.

Les mouvements du pied gauche semblent beaucoup plus restreints que ceux du pied droit, mais il en existe encore quelques-uns. Les réflexes rotuliens sont assez brusques, mais n'ont pas une intensité considérable, et, en somme, ils ne sont pas exagérés. Le phénomène du pied ne peut être provoqué, bien qu'il ait été cherché à plusieurs reprises avec le plus grand soin. Les réflexes cutanés plantaires existent; quant aux réflexes abdominaux, on ne les constate pas, mais ils sont très difficiles à rechercher, vu la flaccidité et les rides du ventre, déterminés par les grossesses antérieures ; pendant leur recherche, on fait très aisément apparaître les raies vaso-motrices.

La sensibilité au froid et à la piqûre est parfaitement conservée. De même pour les sens spéciaux; les saveurs, les odeurs, sont parfaitement perçues.

Il n'y a pas d'incontinence d'urine, ni de matières, quoique, en réalité, la malade soit fréquemment souillée par celles-ci ; mais c'est, dit-elle, parce qu'elle ne peut se faire comprendre et demander le bassin quand il le faudrait, car, affirme-t-elle, elle sent très bien le besoin.

Le pouls est déprimé, 80 par minute, mais très irrégulier ; tantôt il y a des intermittences, tantôt des battements précipités. L'auscultation du cœur ne relève pas de souffle, mais une faiblesse considérable des battements et les irrégularités déjà constatées par le pouls. La respiration est, elle aussi, notablement troublée; parfois, la malade éprouve de la dyspnée, sans que, cependant, il existe des accès d'une intensité très grande.

Les eschares augmentent de dimensions, des phénomènes fébriles commencent à se manifester. Mort en décembre 1883, probablement dans une syncope.

Examen électrique. Résumé. — Par suite de l'état assez

grave où se trouvait la malade, de la présence des eschares et de l'œdème des membres inférieurs, cet examen a été assez difficile.

Pas de réaction de dégénérescence bien évidente, mais diminution notable de l'excitabilité faradique et surtout galvanique. Résistance électrique de la peau notablement moindre à gauche.

Autopsie. — Résumé. — Les poumons sont très congestionnés, le foie et le rein sont normaux ; le cœur, petit, ne présente aucune lésion apparente ; la rate est grosse et d'une coloration très foncée. Les membres supérieurs sont dans un état de rigidité bien caractérisée.

Les hémisphères cérébraux ne présentent rien à signaler.

Les surfaces de section de la moelle fraîche montrent une congestion de la substance grise, et en certains points, une légère teinte grisâtre siégeant par plaques, soit au niveau des cordons latéraux, soit au niveau des cordons postérieurs, d'une façon d'ailleurs très irrégulière.

Les muscles atrophiés sont un peu moins rouges qu'à l'état normal ; ils ont une coloration jaunâtre.

Examen microscopique. — Ce que nous devons remarquer, ce sont les lésions de la moelle, et surtout de la substance blanche. Outre la sclérose du faisceau pyramidal croisé et direct, il existe encore dans la substance blanche, au niveau de l'angle externe des cornes antérieures, une sclérose qui forme une zone transversale s'étendant presque jusqu'à la périphérie de la moelle ; dans la région de substance blanche qui s'étend au devant de la partie antérieure de la corne antérieure, la sclérose est beaucoup moins marquée. Les faisceaux de Goll présentent une coloration un peu plus foncée qu'à l'état normal. Les faisceaux cérébelleux directs sont intacts. Dans les faisceaux pyramidaux, les fibres nerveuses sont moins abondantes qu'à l'ordinaire. Les cellules motrices des cornes antérieures sont abondantes et semblent saines, seul le groupe antéro-interne semble plus pauvre qu'à l'état normal. Dans la substance grise des cornes antérieures, le nombre des fibres nerveuses est diminué.

En général, la partie supérieure de la moelle est plus atteinte que la partie inférieure.

Le nerf hypoglosse est nettement altéré.

(Charcot et Marie, in *Archives de neurologie,* 1885.)

III. Syringomyélie. — Depuis quelques années, en se basant sur les différences souvent très grandes des troubles de la sensibitité, les auteurs ont encore séparé du type Aran-Duchenne un certain nombre d'observations auxquelles ils ont donné l'épithète de *syringomyélie.* Schultze (1) et Kœhler (2), etc., à l'étranger, ont apporté de nombreux cas, mais c'est Debove (3) qui en a donné le premier une étude complète. Après lui, Déjerine (4), Joffroy et Charcot sont venus ajouter de nombreux travaux qui permettent d'affirmer l'unité de cette affection, tout en reconnaissant ses rapports plus ou moins variables avec l'atrophie musculaire progressive.

Dans un assez grand nombre de cas, les lésions atrophiques évoluent sous les dehors du type Aran-Duchenne. A. Baümler (5), dans sa thèse, cite 20 cas de ce genre sur un total de 112 observations. La distribution de ces altérations est variable; le plus souvent les membres supérieurs sont les seuls atteints, mais l'extension au tronc a été signalée par

(1) Schultze, *Zeitschrift für klinisch Medecin,* t. XII, 1888.
(2) Kœhler, *Prager Medecin Wochenschrift,* 1882 et 1888.
(3) Debove, *Bulletin de la Société médicale des hôpitaux,* 22 février 1889.
(4) Déjerine, *Semaine médicale,* 12 juin 1889.
(5) Baümler, Thèse inaugurale, Leipzick, 1887.

Bamberger, Schuppel, Schultze; tantôt l'atrophie est limitée aux membres inférieurs, comme dans un cas de Lenhossek; enfin, elle peut être généralisée; c'est le cas du malade de Charcot et Joffroy (1) et de celui de Roth (2).

D'autres fois, mais beaucoup plus rarement, la syringomyélie présente les symptômes rappelant plus ou moins ceux de la sclérose latérale amyotrophique, mais les troubles les plus intéressants sont ceux de la sensibilité. Ils consistent en une dissociation des diverses sortes de sensibilité au contact, à la douleur et à la température. Chez ces malades, il y a certaines régions où l'application d'un corps chaud ou d'un corps froid ne développe aucune sensation, si ce n'est celle du contact; sur ces mêmes points ou sur d'autres, les piqûres ne déterminent aussi aucune douleur; mais au contraire ces mêmes malades localisent très bien les points où on les examine, la sensibilité tactile est conservée. De plus, il semble que ces troubles présentent chacun des territoires particuliers qui s'enchevêtrent plus ou moins et se superposent. En même temps, on peut observer des phénomènes d'hyperesthésie soit spontanée, consistant en une sensation de brûlure ou de prurit, soit provoquée et affectant de préférence la sensibilité thermique.

Il existe encore dans cette affection des troubles vasomoteurs et trophiques des plus variés, tels que phlegmons, panaris, érythèmes, ulcérations rebelles, éruptions diverses, arthropathies, fractures spontanées et scoliose.

Tous ces symptômes coïncident avec des lésions anatomo-pathologiques caractérisées par la présence au centre de la moelle d'excavations de dimensions très variables, qui détruisent différentes parties de l'axe spinal; d'où la diversité des symptômes que l'on observe.

(1) Charcot et Joffroy, *Archives de physiologie*, 1869.
(2) Roth, *ibid.*, 1878.

L'entité de la syringomyélie est donc incontestable dans les cas typiques, comme dans l'observation III ; mais, si l'on se reporte maintenant au type Aran-Duchenne, on comprend très bien que, dans beaucoup de cas, la confusion ait eu lieu, et que l'on ait rangé dans cette affection un certain nombre d'observations appartenant au second groupe, lorsque l'on n'avait pas encore les données anatomo-pathologiques que nous possédons actuellement.

OBSERVATION III

Troubles trophiques cutanés. — Atrophie musculaire. — Analgésie. — Thermo-anesthésie. — Conservation de la sensibilité tactile. — Scoliose.

Mme veuve X..., soixante-deux ans.

Bonne santé habituelle, mais caractère chagrin et tendances anciennes à l'hypochondrie. A été plusieurs fois soignée pour des éruptions eczémateuses, considérées comme arthritiques.

Le début de la maladie ne peut être précisé, il remonte au moins à 1881, car lorsque nous avons commencé à soigner Mme X....., en 1882, elle disait avoir constaté un peu de faiblesse dans les mains depuis quelques mois, et présentait déjà une atrophie musculaire notable des membres supérieurs. Elle se préoccupait, surtout à ce moment, d'un certain degré d'affaiblissement général et surtout d'une *éruption pemphigoïde* très étendue, siégeant à la partie inférieure du dos, pour laquelle elle avait consulté plusieurs dermatologistes éminents, qui tous prescrivirent un traitement antisyphilitique, bien qu'il n'existât chez elle aucun antécédent ni aucun signe appréciable d'infection syphilitique. Cette médication ne fut suivie que d'une manière irrégulière ; néanmoins l'affection cutanée guérit en deux ou trois mois, laissant une vaste cicatrice brunâtre, visible encore actuellement (septembre 1889).

Depuis cette époque, Mme X.... eut, à plusieurs reprises des poussées d'eczéma, dont l'une très intense, en août 1887, qui disparurent sans qu'on eût institué un nouveau traitement mercuriel ou ioduré.

En dehors de ces manifestations cutanées, Mme X..... a toujours joui d'une bonne santé depuis le début de sa maladie, bien qu'en raison de son hypochondrie, accrue sans doute par les infirmités accusées par son atrophie musculaire, elle se plaignît toujours de divers malaises, et qu'elle affirmât perdre de plus en plus ses forces. L'appétit est resté bon, les digestions faciles, malgré une constipation qui date de longues années ; quant aux troubles dus à la maladie, ils sont restés limités aux membres primitivement atteints, et n'ont fait qu'insensiblement des progrès, depuis l'époque où nous avons commencé à soigner Mme X...

État actuel. — Femme corpulente, ventre gros, poitrine et membres inférieurs chargés de graisse, ce qui fait ressortir l'atrophie des membres supérieurs.

Troubles de la motilité.

Atrophie considérable des deux mains, qui aurait commencé par les éminences hypothénar. La saillie des éminences thénar et hypothénar a presque complètement disparu ; les interosseux sont très atrophiés. Les mains sont en griffe, les phalanges de tous les doigts fléchies les unes sur les autres ; tous les mouvements sont encore possibles, mais très imparfaits; La force musculaire est considérablement diminuée, Mme X... ne peut tenir un objet ; à grand'peine elle tient une fourchette, et n'arrive plus à couper sa viande.

Les muscles de l'avant-bras sont très atrophiés dans leur segment inférieur ; l'émaciation est peu accusée au niveau du coude et du bras, mais elle est assez prononcée au niveau des épaules, surtout à gauche ; le mouvement d'élévation du membre supérieur est très gêné des deux côtés.

Dans tous ces muscles, l'excitabilité électrique est très diminuée ; il n'y a pas de réaction de dégénérescence.

Rien d'appréciable du côté des membres inférieurs ; cependant la malade se plaint, depuis deux ans environ, d'un certain degré de faiblesse dans les jambes, et il lui arrive assez souvent de tomber, soit dans la rue, soit dans son appartement, sans que jamais, d'ailleurs, ces chutes aient amené de traumatisme sérieux.

Rien à signaler du côté des muscles du tronc et de la tête.

Troubles de la sensibilité. — 1° *Sensibilité au contact.* — Elle est intacte par tout, sauf le long de la colonne vertébrale, où elle est un peu émoussée.

2° *Sensibilité à la douleur.* — Elle est totalement abolie sur toute l'étendue des membres supérieurs et la région cervico-dorsale du rachis, très diminuée dans la région lombaire du rachis, affaiblie au niveau des cuisses. L'application des pointes au milieu du dos ne cause aucune douleur, sauf au voisinage du coccyx. Il existe une zone d'hyperesthésie très accentuée à la base du thorax, au-dessus des deux seins, et une seconde zone moins prononcée dans l'hypocondre droit.

3° *Sensibilité à la température.* — Elle est abolie aux deux membres supérieurs et le long du rachis, si bien que plusieurs fois Mme X... s'est fait des brûlures sur les bras et les mains, en maniant des objets très chauds, sans avoir notion de leur température. Elle est diminuée au niveau de l'abdomen, des cuisses ; intacte ou à peu près dans le reste du corps.

Aucun trouble sensoriel.

Les réflexes rotuliens sont normalement conservés.

Depuis trois ans environ, la malade dit que sa taille s'est déformée ; il existe, en effet, une scoliose dorso-lombaire manifeste. Mme X... est très impressionnable au froid et au chaud ; elle ressent souvent des bouffées de chaleur au visage ; elle est sujette à des transpirations abondantes, qui déterminent parfois des poussées d'intertrigo sous les seins et dans les aines. Elle se plaint souvent d'une sensation d'oppression d'angoisse imputable, sans doute, en partie à son obésité et surtout à une légère affection cardiaque très ancienne, car depuis longtemps les battements du cœur et du pouls présentent un peu d'irrégularité.

Enfin, depuis un an environ, elle accuse un phénomène qui l'affecte beaucoup. Il lui arrive parfois d'éprouver de grandes difficultés dans la déglutition, comme si, dit-elle, son gosier était tout à coup paralysé.

Il n'y a aucun trouble psychique en dehors de la tendance hypocondriaque qui existait de tout temps chez elle.

IV. — Paralysie labio-glosso-laryngée. — Nous avons vu aussi que, dans certains cas, l'atrophie musculaire progressive se compliquait, dans les dernières périodes, de *paralysie labio-glosso-laryngée ;* ces cas sont rares et les différences entre les deux variétés de maladies nous paraissent trop tranchées pour que nous croyons devoir y insister. Il ne faut pas croire cependant, comme Duchenne, que la première soit *une atrophie sans paralysie* et la seconde *une paralysie sans atrophie.* L'atrophie est, en effet, constante dans les muscles paralysés, mais elle n'est pas toujours en rapport avec la paralysie. C'est là la seule différence, qui est beaucoup moins tranchée que certains auteurs ont bien voulu le dire. Les deux affections, en effet, présentent certaines analogies, telles que contractions fibrillaires, réaction de dégénérescence..., et s'associent bien souvent entre elles ; s'il n'est pas rare que le type Aran-Duchenne se complique de la paralysie glosso-labio-laryngée, il est encore moins rare que, dans le cours de cette dernière affection, certains muscles du cou, de la main et de l'avant-bras, soient frappés d'atrophie.

V. — Névrites multiples a formes amyotrophiques. — Il nous reste encore un autre groupe d'amyotrophies qui, tout en présentant des rapports avec le type Aran-Duchenne, méritent d'en être séparées ; je veux parler des névrites. Quelle que soit leur origine, saturnine, lépreuse, alcoolique, elles présentent toutes des caractères généraux qui peuvent en imposer au premier abord pour une atrophie musculaire progressive. Nous n'entrons pas dans le détail de la symptomatologie, il suffit de signaler la différence de distribution de l'atrophie ; dans la paralysie saturnine, par exemple, les extenseurs de la main et de l'avant-bras sont les premiers atteints ; dans la paralysie alcoolique, ce sont les extenseurs du pied et de la jambe.

Ce qui les différencie, en outre, c'est leur substratum anatomique caractérisé par des *altérations interstitielles* et *parenchymateuses* des nerfs correspondant au territoire musculaire envahi. Il y aurait une intégrité absolue de la moelle. Ces faits ont été étudiés par Strümpell, mais n'ont pas été acceptés par tous les auteurs ; on a voulu, en effet, ne voir dans ces affections que des troubles secondaires d'ordre dynamique des centres trophiques spinaux.

Peu nous importent ces discussions : ce qu'il nous paraît intéressant de retenir, c'est que ces maladies qui revêtent quelquefois certains aspects du type Aran-Duchenne ont des lésions anatomiques spéciales expliquant dans une certaine mesure les symptômes caractéristiques suivants :

Distribution particulière de l'atrophie avec prédominance sur certains muscles ;

Douleurs spontanées violentes dans les membres et douleurs provoquées par la compression des troncs nerveux et des muscles ;

Anesthésie disséminée par plaques à la période d'état ; perte de la notion de position ;

Mouvements rythmiques dans les doigts et incoordination motrice ;

Troubles oculaires, nystagmus, strabisme, ptosis, diplopie ;

Tuméfactions périarticulaires et arthropathies.

Nous avons déjà vu que ces phénomènes avaient été signalés dans quelques cas d'atrophie musculaire progressive, mais, de par les recherches ultérieures, il est incontestable que les amyotrophies et les neuropathies doivent former un groupe à part.

CHAPITRE III

Persistance réelle de la maladie d'Aran-Duchenne proprement dite, c'est-à-dire de l'atrophie musculaire progressive myélopathique primitive.

Nous venons de voir comment, en se basant sur les caractères cliniques de toutes les observations attribuées au type Aran-Duchenne, on avait pu en séparer plusieurs groupes spéciaux. C'est ainsi qu'on en a séparé tout d'abord :

1° Le groupe des amyotrophies à type familial, qui ne sont autre que des myopathies ;

2° Certaines affections myélopathiques, telles que sclérose latérale amyotrophique, syringomyélie et paralysie labio-glosso-laryngée ;

3° Les névrites multiples, alcoolique, lépreuse, saturnine.

Si tous ces démembrements ont réduit de beaucoup l'importance du type Aran-Duchenne, il n'en est pas moins vrai qu'un grand nombre de cas doivent être rapportés au type primitif.

D'après certains auteurs, la maladie d'Aran-Duchenne aurait été complètement absorbée dans ces divisions et ne devrait pas exister comme entité morbide. C'est là l'opinion de Marie.

Cependant, si l'on jette un coup d'œil en arrière, on constate que bon nombre d'observations présentent des caractères particuliers qui permettent de former une classe à part.

Tout d'abord les lésions anatomiques primitives, constituées par l'atrophie des cornes antérieures de la moelle, que l'on rencontre dans ces cas, plaident en faveur de cette entité.

Nous n'y insistons pas, car nous avons l'intention de nous en tenir à une étude clinique. Nous avons hâte d'arriver à montrer que cette opinion est basée aussi sur des faits précis assez nombreux.

Citons d'abord les observations, nous verrons ensuite les conclusions que nous pourrons en tirer.

OBSERVATION IV

(Personnelle)

Atrophie musculaire progressive (type Aran-Duchenne)

Le 15 mai 1892, entre à l'hôpital Saint-Éloi suburbain, dans le service de M. le professeur Grasset, salle Bichat, n° 2, la nommée Marie C...., âgée de trente-six ans, célibataire, sans profession.

Antécédents héréditaires. — Le père de la malade avait un tempérament anémique; à l'âge de quarante-huit ans, il a été atteint d'une hémiplégie droite assez légère sans atrophie et est mort à cinquante-deux ans d'après le dire de la malade, d'une faiblesse et d'une anémie très avancée.

La mère, d'un tempérament nerveux, était sujette à de fréquentes migraines; elle est morte à quarante ans d'une entérite.

La malade a un frère atteint d'une hypertrophie du cœur.

Antécédents personnels. — A l'âge de huit ans, elle a eu le croup.

Dès son enfance, elle a souffert fréquemment de migraines

qui ont augmenté d'intensité depuis la mort de son père ; depuis lors aussi, elle est devenue très nerveuse et très impressionnable.

Elle a été réglée à l'âge de quinze ans ; rien d'anormal de ce côté.

Début. — Il y a six ans, à l'âge de trente ans, elle a remarqué que sa *main gauche* devenait faible ; elle y sentait parfois des crampes et voyait l'*éminence thénar* et plus particulièrement le pouce perdre peu à peu leur volume normal et devenir de plus en plus maigres. Malgré cela elle continue à vaquer à ses occupations.

A mesure que l'atrophie fait des progrès et gagne toute la main, elle devient maladroite et éprouve de la fatigue à ce niveau au moindre travail.

Un peu plus tard (la malade ne peut préciser la date), elle observe que ces mêmes phénomènes commencent à s'emparer de la main droite ; puis elle s'aperçoit que la lésion atteint l'avant-bras gauche, qui diminue progressivement de volume. « La maladie, nous dit la malade, depuis ce temps commence à me gêner dans mes occupations et je ne puis plus ouvrir les mains comme autrefois. » Depuis lors, la lésion s'est étendue aux bras et aux épaules.

État actuel.— L'état général de la malade est relativement assez satisfaisant, quoique anémique et amaigrie; pas de troubles digestifs.

Atrophie musculaire. — En examinant ses mains, on constate que, des deux côtés, les saillies musculaires des éminences thénar ont disparu et ont été remplacées par un méplat plus marqué à droite qu'à gauche; il en est de même pour les muscles des éminences hypothénar ; les interosseux et les lombricaux ont aussi disparu.

Aux avant-bras, les muscles de la face antérieure sont atrophiés et la saillie est remplacée par un véritable creux; l'avant-bras gauche est de beaucoup le plus atteint.

Les bras ont diminué de volume et le biceps brachial est complètement atrophié, le triceps se sent encore.

Les muscles de la ceinture scapulaire sont aussi frappés, mais plus légèrement, et la clavicule, l'acromion et l'apophyse coracoïde forment des saillies très accentuées.

Les membres inférieurs ne présentent aucun trouble apparent; les muscles ne semblent pas être affectés par la maladie.

Diamètres.— La mensuration des membres atrophiés nous a donné les résultats suivants :

Périmètre du poing fermé à gauche.. . . .	16	centim.
à droite.	19	—
De l'avant-bras 1/3 moyen à gauche. . . .	14	—
à droite... . . .	17	—
Du coude gauche	19	—
droit.	20	—
Du bras 1/3 moyen à gauche	17	—
à droite.	19	—
Du bras 1/3 supérieur à gauche	20	—
à droite.	22	—
Oblique de l'épaule gauche	21	—
droite.	25	—

On voit que le côté gauche est plus atteint que le côté droit.

Déformations. — Des deux côtés, les deux dernières phalanges des doigts commencent à être en flexion sur la première et les mains présentent déjà la *griffe* particulière décrite sous le nom de *main de singe.* Le pouce est sur le même plan que les autres métacarpiens. Les extrémités digitales sont donc recroquevillées vers la paume de la main.

Les poignets sont en demi-flexion sur les avant-bras.

Mouvements. — L'opposition du pouce à l'auriculaire est impossible ; les mouvements de flexion et d'extension des doigts persistent, mais ils sont très affaiblis.

Il en est de même pour les divers mouvements du bras dont la force musculaire est bien diminuée.

Au dynamomètre, la main gauche fait arriver l'aiguille jusqu'à la division 6, la main droite, à la division 11.

Aux membres inférieurs, la force musculaire est parfaitement conservée et la démarche est tout à fait normale.

Réactions électriques. — L'examen électrique, dû à l'obligeance de M. le professeur agrégé Regimbeau, nous a donné les résultats suivants :

Courants faradiques et galvaniques. — *Réaction de dégénérescence assez nette.*

Persistance de la contractilité électrique (galvanique et faradique), mais avec une diminution quantitative proportionnelle au degré de l'atrophie. Les muscles de l'éminence thénar gauche répondent à peine à un courant que les muscles sains ne supportent pas.

Pas d'altérations au niveau des membres inférieurs.

Sensibilité. — *Intégrité absolue de la sensibilité sous toutes ses formes.*

Les *réflexes tendineux* sont normaux, pas d'exagération du réflexe masséterin.

Les membres atrophiés sont le siège de *contractions fibrillaires* qui sont plus sensibles lorsque l'on fait exécuter des mouvements à la malade ; le pouce gauche en particulier est alors le siège de véritables tremblements.

Pas de phénomènes bulbaires, intégrité de l'articulation des mots.

Intégrité des muscles de la face, des lèvres, de la langue, de la mâchoire, du pharynx, du larynx et des sphincters.

L'examen ophtalmologique montre l'absence de troubles du côté de l'œil.

L'auscultation du cœur dénote la présence d'un bruit de souffle léger du premier temps, en plein ventricule, et d'un dédoublement du second, beaucoup plus net, sur toute la région précordiale ; pas de souffle dans les vaisseaux du cou.

Poumons : Bronchite légère aux deux bases.

Urines normales.

La malade, depuis son entrée à l'hôpital, est soumise à un traitement électrothérapique et tonique, mais son état ne s'est pas amélioré ; il ne paraît pas cependant avoir fait des progrès pendant son séjour de deux mois.

OBSERVATION V

(Personnelle)

Atrophie musculaire progressive (type Aran-Duchenne.)
Troubles trophiques

Le 10 mai 1892, entre à l'hôpital Saint-Éloi suburbain, salle Bichat, n° 3, service de M. le professeur Grasset, la nommée Clémence Y..., âgée de soixante-dix-sept ans, célibataire, sans profession.

Antécédents héréditaires. — Le père est mort à l'âge de soixante-huit ans d'une attaque d'apoplexie ; la mère est morte en couches.

La malade a quatre frères tous bien portants.

Antécédents personnels. — A l'âge de six ans, elle a eu la variole, à sept ans la fièvre typhoïde, dont la convalescence a duré une année.

A quinze ans, quelque temps après l'époque de la puberté, la malade pendant une période menstruelle, prend un bain froid, les règles se suppriment pendant quatre mois et, depuis lors, sa santé est languissante et elle devient anémique.

A l'âge de dix-sept ans, la malade habitant alors Port-Saïd (Égypte), elle éprouve une violente frayeur, à la suite d'une insurrection qui éclate dans cette ville, et elle voit quelque temps après débuter sa maladie.

En effet, à la suite de cette vive émotion, les règles se suppriment pendant cinq mois et il apparaît alors une *éruption érythémateuse* au niveau du bras gauche ; cette lésion, caractérisée d'abord par une rougeur uniforme, tantôt pâle, tantôt violacée, rappelant celle des engelures, s'étend ensuite aux deux bras, aux seins et sur les joues. Elle est alors accompagnée de douleurs et de très vives démangeaisons.

Puis, la peau, qui était lisse et luisante se fendille, s'ulcère, d'où s'écoule un liquide séreux, jaunâtre, qui forme des croûtes rappelant d'assez loin celles de l'impétigo.

Depuis lors, ces éruptions ont apparu à plusieurs reprises.

En même temps, la malade s'aperçoit de l'existence d'une certaine gêne dans les mouvements *de la main gauche* et constate, environ quatre ans après, que les muscles de l'éminence thénar ont diminué de volume. Au bout de quelque temps, l'atrophie s'est étendue aux autres groupes musculaires de la main gauche, puis à ceux de la main droite et n'a pas tardé à envahir les avant-bras et les bras.

(La malade ne peut nous fournir de détails précis sur la dureté de l'évolution, ni sur l'époque précise du début. Nous ne pouvons savoir si c'est l'atrophie qui a commencé ou si ce sont les troubles trophiques qui ont apparu à la même époque.)

Plus tard, à vingt-cinq ans, sans cause occasionnelle appréciable, elle a eu dans la région du genou gauche un abcès sous-cutané, qui a amené une *légère arthrite* caractérisée par du gonflement et une légère douleur, et depuis lors il y a un peu de raideur au niveau de cette articulation.

État actuel. — Les muscles de la main sont complètement atrophiés ; il en est de même pour ceux de l'avant-bras et du bras, où le triceps brachial a, lui aussi, comme le biceps, à peu près complètement disparu. Les muscles de l'épaule sont atteints profondément, si ce n'est le grand pectoral qui semble un peu plus respecté. Ces lésions sont très accentuées des deux côtés, mais sont un peu moins marquées à droite.

Voici d'ailleurs le résultat des mensurations :

Périmètre de l'avant-bras au 1/3 inférieur :

A gauche = 13 centimètres, à droite 14 centimètres.

Au 1/3 moyen à gauche = 14 centimètres, à droite 16 centimètres.

Au niveau du coude gauche = 19 centimètres, droit 20 centimètres.

Au bras 1/3 supérieur à gauche = 22 centimètres, à droite 24 centimètres.

Oblique de l'épaule gauche = 24 centimètres, à droite 25 centimètres.

Les membres inférieurs ne sont pas atteints, pas de troubles particuliers dans la marche. Les muscles de la face ne présentent pas de lésions atrophiques.

Déformation. — Nous trouvons ici des deux côtés la griffe caractéristique que nous avons déjà décrite à propos de l'autre observation ; nous n'insistons pas.

Les mouvements des doigts et des mains par suite de l'altération avancée sont presque impossibles, et il lui arrive de laisser tomber à tout instant les objets qu'elle essaie de tenir dans les mains. Quant à ceux des avant-bras et des bras, ils sont conservés dans une certaine mesure, mais la force musculaire a presque complètement disparu, c'est ce que montre d'ailleurs l'exploration au dynamomètre.

Réactions électriques. — La contractilité électrique, avec lescourants faradiques et galvaniques, est conservée dans les muscles qui ne sont pas tout à fait atrophiés, mais elle est *excessivement diminuée.* Les interosseux et les muscles de l'éminence hypothénar ne répondent presque plus.

Il y a *une réaction de dégénérescence* assez évidente.

Sensibilité. — *Intégrité absolue de la sensibilité sous toutes ses formes.*

Les réflexes tendineux ont leur amplitude habituelle.

Signalons en outre des *contractions fibrillaires* assez accentuées et produisant parfois comme de petits subresauts.

La malade se plaint aussi de douleurs vagues dans les articulations des membres supérieurs et inférieurs, mais elles sont très passagères et nous n'avons pas eu l'occasion de les constater lorsque nous l'avons observée.

Pas de phénomènes bulbaires, pas de troubles oculaires.

État général excellent.

Troubles trophiques. — Sur les avant-bras, à la région externe des bras, autour de l'aréole des seins et sur les deux joues, il existe une éruption qui présente les mêmes caractères que nous avons déjà décrit; actuellement, elle est en voie de décroissance; les croûtes sont moins épaisses et la lésion diminue peu à peu d'étendue.

Au mois de juin, l'amélioration s'est accentuée et il ne restait alors que des traces caractérisées par une rougeur de la peau et une desquamation légère; à la face, il n'y avait qu'un peu d'érythème et de très petites croûtes, un peu plus épaisses que dans les autres points.

Les deux dernières phalanges des quatre derniers doigts ne peuvent plus s'étendre sur les premiers, par suite de l'atrophie des interosseux et palmaires. Les mouvements d'opposition du pouce et du petit doigt sont complètement abolis.

Le malade ressent plus vivement l'impression du froid, et la température a subi un abaissement à la main de l'observateur, dans toutes les parties atrophiées. En examinant le sujet, on n'aperçoit point de *contractions fibrillaires* dans les muscles, mais le malade en a éprouvé, car il nous les a décrites de manière à ne pas s'y tromper. Il a ressenti, en même temps, des crampes, des fourmillements et des soubresauts de tendons.

L'avant-bras droit est notablement atrophié, et l'amaigrissement porte principalement, comme à l'avant-bras du côté opposé, sur les régions antérieure et interne et sur les muscles de la main. La résistance musculaire a considérablement diminué, surtout au niveau de l'éminence thénar. Les mouvements d'extension des doigts et de la main sont à peu près normaux, mais les mouvements de flexion et de rapprochement des phalanges sont très incomplets.

La cuisse gauche a déjà subi un amaigrissement sensible, qui siège surtout dans les muscles extenseurs, bien que ces muscles présentent encore beaucoup de résistance.

Intégrité de la sensibilité générale et de la contractilité faradique.

(Thèse de Paris, 1852.)

OBSERVATION VII

(Résumée)

Atrophie musculaire progressive (type Aran-Duchenne). — Autopsie.

Laure W..., fut admise à la Salpêtrière le 19 mars. Elle était atteinte d'atrophie musculaire progressive, dont elle avait éprouvé les premiers symptômes en 1862, à l'âge de trente-sept ans environ.

L'histoire des antécédents de la malade ne fournit que des renseignements négatifs : aucun des membres de sa famille n'a été atteint d'atrophie musculaire, elle-même n'a jamais eu d'autre maladie que les fièvres éruptives de l'enfance.

Un certain affaiblissement progressif, ne s'accompagnant d'aucun trouble de la sensibilité, marqua, pour les membres supérieurs, le début des accidents. Bientôt après, l'atrophie s'empara des muscles de la *main gauche*, puis, six mois plus tard environ, la droite fut envahie à son tour. A partir de cette époque, la maladie suivit son cours d'une façon régulière et lente, occupant l'un après l'autre, et de bas en haut, les divers segments des muscles supérieurs, évoluant, toutefois, beaucoup plus rapidement dans le côté droit que dans le côté gauche. On doit noter cependant que, depuis huit ans environ, les membres inférieurs étaient le siège de phénomènes singuliers, de douleurs et de secousses musculaires.

En 1869, sept ans après le début de la maladie, l'atrophie a envahi les deux mains, les deux bras, les deux épaules, surtout l'épaule droite, ainsi que les muscles des fosses sus et sous-épineuses. On ne constate de mouvements fibrillaires ni aux avant-bras, ni aux bras, mais ils existent d'une façon très nette à l'épaule droite, où ils sont déterminés par le choc le plus léger ; on les remarque également dans presque toute la partie supérieure du dos. Les membres inférieurs sont parfaitement intacts ; la malade se promène toute la journée. Rien à noter du côté de la face, de la langue et du larynx.

En 1862, la malade fut soumise, pendant six mois environ, au traitement par les courants continus ; mais, s'il y a eu une amélioration, elle n'a pas été durable. L'atrophie faisait des progrès aux membres supérieurs et au tronc, en respectant toujours les membres inférieurs.

De 1872 à 1875, l'état de la malade demeure sensiblement le même. A plusieurs reprises, elle fut présentée aux personnes qui assistaient aux cours de la Salpêtrière, comme un exemple d'atrophie musculaire spinale protopathique. Ce diagnostic était fondé sur les principaux caractères suivants : malgré la réduction de volume considérable qu'avaient subi les masses musculaires aux membres supérieurs, ceux-ci n'étaient pas atteints, en réalité, d'une paralysie véritable. Certains mouvements partiels étaient possibles ; grâce à ces mouvements, la malade pouvait encore, dans une certaine mesure, se servir de ses mains. Dans leur ensemble, les *membres supérieurs* étaient *flasques*, pendant habituellement le *long du corps*, exempts de rigidité articulaire. Seuls, les doigts étaient fléchis dans la paume de la main, sans qu'il fût actuellement possible de les étendre. Les membres inférieurs étaient absolument indemnes. Les masses musculaires y étaient volumineuses, et la malade marchait péniblement.

En 1875, l'atrophie des muscles est extrêmement prononcée dans les parties supérieures du corps. Elle porte à peu près également sur les deux membres supérieurs. Les deltoïdes, les muscles pectoraux, sont presque complètement détruits; de même dans les régions sus et sous-épineuses, dans toutes les parties supérieurs du corps, le squelette se dessine immédiatement sous la peau. La tête n'étant plus soutenue par les muscles de la nuque, tombe en avant et demeure habituellement fléchie sur la poitrine. Il résulte de cette attitude une certaine gêne toute mécanique de la déglutition, qui ne peut s'effectuer que très difficilement dans la position assise, et la malade doit manger debout. La gêne de la respiration est devenue très grande : la parole est entrecoupée, haletante, la voix un peu voilée; toutefois, l'articulation des sons est parfaitement nette; la langue a conservé son volume normal et la liberté de tous ses mouvements. Les troubles du côté de la parole doivent donc être attribués à la gêne de la respiration, qui est notablement augmentée par la marche. La sensibilité cutanée est normale. La pression sur les muscles ne détermine pas de douleurs. L'intelligence est parfaitement conservée.

Pendant les deux derniers mois, l'affaiblissement général fait des progrès rapides : l'appétit se perd complètement, il survient des vomissements avec leucorrhée abondante, enfin de l'œdème des pieds et des mains. En même temps, la respiration devient de plus en plus embarrassée. Cependant, malgré cet état de faiblesse extrême, la malade continue à marcher quelque peu, et, la veille de sa mort, elle peut encore se rendre à la consultation de l'infirmerie.

Le 18 mai, il lui fut impossible de quitter le soir son dort toir pour se rendre à l'église, comme elle en avait l'habitude. Pendant la nuit, on la vit quitter son lit pour aller s'asseoir dans un fauteuil, où elle ne tarda pas à mourir.

AUTOPSIE. — Système nerveux. Le cerveau et le cervele, ne sont le siège d'aucune lésion. Il en est de même de la protubérance et du bulbe rachidien. Les racines des nerfs bulbaires sont de volume normal et ont la coloration blanche habituelle.

Moelle épinière. — Les racines antérieures sont rougeâtres-transparentes, manifestement atrophiées. Leur couleur tranche sur la coloration franchement blanche des racines postérieures, qui paraissent saines. Cet état des racines antérieures se rencontre seulement au niveau des régions cervicale et dorsale. Il cesse à peu près entièrement au niveau de la première paire lombaire. Le cordon médullaire lui-même ne présente à sa surface aucune coloration grise, son tissu n'est ni ramolli, ni induré, il n'y a pas d'épaississement manifeste des méninges.

Sur une coupe transversale pratiquée à la région cervicale, on remarque l'aspect gélatineux des cornes antérieures et l'absence complète de toute teinte grise au niveau des cordons latéraux.

Examen histologique. — Région cervicale. La dissection de petits fragments de substance, prise au niveau des cornes antérieures, permet de constater l'existence d'altérations qui portent à la fois sur les parois vasculaires, sur les éléments du tissu interstitiel et sur les cellules nerveuses. Les cellules nerveuses ont en grande partie disparu. On peut parcourir des préparations entières sans en rencontrer une seule ayant des dimensions un peu considérables. Il faut se servir d'un fort grossissement pour en distinguer un certain nombre. En un mot, nous remarquons une atrophie du protoplasma, perte des prolongements, augmentation relative du pigment jaune, persistance pendant longtemps des caractères normaux des noyaux et du nucléole se colorant bien avec le carmin. Tels sont les caractères du processus qui préside ici à la destruction des cellules nerveuses.

A la région lombaire, la substance des cornes antérieures est relativement saine ; les cellules nerveuses y sont abondantes, la plupart semblent saines, un peu plus pigmentées seulement que d'habitude. Toutefois, il s'en trouve quelques-unes, en petit nombre, il est vrai, aussi complètement atrophiées que celles de la région cervicale. Les parois des vaisseaux ne sont pas absolument saines, sur le gros vaisseau principalement, elles sont manifestement épaissies.

Des portions de substance blanche prises au centre des cordons latéraux à la région cervicale et à la région lombaire ne contenaient à l'état frais aucun corps granuleux, étaient saines. Quelques fragments du noyau de l'hypoglosse, examinés par dissociation, ont montré l'intégrité parfaite de tous les éléments qui le composent.

Muscles. — D'une façon générale, les muscles malades sont décolorés ; ils ont pris la teinte jaune feuille-morte et ont subi une réduction de volume plus ou moins considérable ; on ne rencontre nulle part de substitution adipeuse notable. Du reste, ils ne sont pas tous atteints au même degré et on peut même en rencontrer qui, comme le trapèze, ne sont atrophiés que partiellement.

Au microscope. — Un certain nombre de muscles ont été examinés à l'aide de divers procédés actuellement en usage. Dans tous, la lésion prédominante est une atrophie simple des faisceaux primitifs, avec augmentation purement relative du tissu conjonctif interstitiel, et absence de toute production exagérée de tissu adipeux. La fibre malade conserve habituellement jusqu'à la dernière limite sa striation transversale, et il ne se produit d'ordinaire aucune pigmentation dans le nombre des noyaux musculaires proprement dits.

(Charcot, *Maladies du système nerveux,* t. II, p. 389.)

Ces quelques observations nous permettent donc de démontrer la véracité de notre opinion.

Nous n'avons pas l'intention d'insister sur les caractères généraux qu'elles présentent, caractères que nous avons étudiés dans le chapitre Ier; il nous suffit de constater que, de leur ensemble, il en ressort très nettement le type Aran-Duchenne tel que nous l'avons déjà conçu.

Elles peuvent se résumer ainsi :

Début à un âge assez avancé par les muscles de la main. Marche lente et progressive de l'extrémité des membres vers la racine ; notre première malade, en particulier, est à sa huitième année et la seconde à sa dixième ; propagation habituelle à l'épaule et aux troncs, exceptionnellement aux membres inférieurs (obs. VI).

Étiologie peu nette, parfois surmenage (observ. VI). Pas d'hérédité proprement dite, quelquefois hérédité nerveuse (observ. IV et V).

Contractilité électrique (galvanique et faradique) diminuée proportionnellement aux muscles atteints, réaction de dégénérescence.

Contractions fibrillaires, mais absence de contractures ; flaccidité des membres, mobilité de toutes les articulations, possibilité pendant longtemps d'exécuter des mouvements volontaires partiels tant que les muscles n'ont pas complètement disparu.

Absence complète de troubles de la sensibilité sous toutes ses formes.

Il faut signaler cependant, mais comme épiphénomène, l'arthropathie légère et les troubles trophiques de l'observation V, qui se sont surajoutés. Notons aussi que nos deux observations personnelles sont deux femmes, ce qui est rare.

Mais, à côté de ces cas classiques, il s'en trouve d'autres, à forme plus ou moins atténuée et fruste, dans lesquels le groupement et l'intensité des symptômes peut varier à l'infini et qui semblent former un intermédiaire entre les divers types que nous avons décrits.

C'est ainsi que Vulpian a décrit, sous le nom de *type scapulo-huméral*, une variété d'atrophie musculaire progressive qui débute par les muscles de l'épaule. Malgré cela, il s'agit bien là d'une simple variante de la maladie d'Aran-Duchenne, de l'atrophie musculaire progressive spéciale myélopathique primitive. En effet, dans les observations que Vulpian rattachait à son type scapulo-huméral, on avait constaté des tremblements fibrillaires ainsi que la réaction de dégénérescence ; de plus, la maladie ne revêtait pas le caractère familial. Enfin, dans une de ces observations, publiée par

MM. Pierret et Troisiet (1), l'autopsie a montré les mêmes lésions de la substance grise des cornes antérieures que nous avons décrites à propos du type Aran-Duchenne.

De même le mémoire de Charcot et Marie (2) est venu compliquer la question. Dans ce travail en effet, ces auteurs décrivent une forme d'atrophie musculaire progressive se présentant souvent sous la forme familiale, qui, dans son expression clinique, offre un certain nombre de traits que l'on est convenu de considérer comme propres à la forme d'Aran-Duchenne. En un mot, elle se rattache au premier groupe par la symptomatologie et au second groupe par l'étiologie et le mode de distribution de l'atrophie.

Cette idée a eu de nombreux partisans, et en particulier un élève d'Erb, Hoffmann, dans son mémoire intitulé : « *Sur l'atrophie musculaire neurotique* », a plaidé en faveur de l'indépendance du type Charcot-Marie. Cette forme, pour lui, se placerait entre les deux classes précitées, en ce sens qu'elle reconnaît pour substratum anatomo-pathologique une dégénérescence ascendante des nerfs périphériques, dégénérescence qui remonte jusqu'aux racines antérieures et postérieures, mais qui va en diminuant d'intensité de la périphérie vers le centre; elle correspondrait au type décrit par Schultze sous le nom de paralysie progressive et à la forme péronière de Footh.

Plusieurs observations ont été publiées à ce sujet. Citons celle de Sachs (de New-York), en janvier 1890, et le travail de Bédard et Rémond, paru en juillet 1891.

Cependant ces idées, encore très récentes, sont encore fort discutées par les auteurs; l'interprétation de ces faits commande des réserves et Raymond (3), en particulier, s'exprime

(1) Pierret et Troisiet, *Archives de physiologie*, 1875, p. 26.

(2) Charcot et Marie, *Revue de médecine*, 1886, p. 97.

(3) Raymond, *Maladies du système nerveux* (*loc. cit.*).

ainsi : « Ces observations, dis-je, paraissent enlever en grande partie sa raison d'être à la dichotomie proposée par Erb, pour la classification des atrophies musculaires progressives pures ou compliquées d'hypertrophie ou de pseudo-hypertrophie. Remarquez bien que je n'affirme rien, que je ne parle que de simples probabilités, de présomptions. » Et il conclut ainsi : « C'est pourquoi j'ai cru devoir vous présenter le type Charcot-Marie d'atrophie musculaire progressive, comme un type familial *présumé* myélopathique. »

Quoi qu'il en soit, ces dernières considérations, qu'il nous a paru indispensable d'indiquer, ne détruisent pas l'entité morbide de notre syndrome, qui présente en même temps une relation intime avec la lésion des cornes antérieures de la substance grise de la moelle (obs. VII). S'il y a des cas diffus, il n'en est pas moins vrai que la plus grande majorité est caractéristique. De plus, parmi les premiers, si l'on étudie attentivement leur groupement symptomatologique et clinique, on arrive la plupart du temps à pouvoir les ranger dans les catégories déjà décrites et à faire un diagnostic certain; c'est ce que nous allons montrer dans le chapitre suivant.

CHAPITRE IV

Diagnostic. — Évidemment, d'après ce que nous avons déjà décrit, le diagnostic de l'atrophie musculaire progressive, type Aran-Duchenne, n'est pas entouré d'aussi grandes difficultés qu'on a bien voulu le dire.

Certes, au début de la maladie, lorsque l'atrophie musculaire est limitée à un petit nombre de muscles, tels que ceux de la main, ou à une portion d'un groupe musculaire, la question est plus délicate. Mais l'étude de l'atrophie et de ses caractères en donnera la clef. Tout en tenant compte de la disposition de la saillie normale formée par le muscle atteint et de la faiblesse ou de la suppression fonctionnelle consécutive, il faudra voir quel est le premier symptôme qui a apparu pour ne pas confondre cette atrophie du muscle avec une paralysie. D'ailleurs, l'exploration avec les courants faradique et galvanique viendra confirmer le diagnostic; nous savons, en effet, que, dans le cas particulier, elle présente des caractères spéciaux sur lesquels nous ne revenons pas.

Certains auteurs sont même allés plus loin et n'ont pas craint d'enfoncer un harpon dans le muscle pour en retirer un fragment et voir s'il présentait les lésions anatomiques de l'atrophie. Sans vouloir condamner cette méthode, un peu violente il est vrai, il nous semble que dans bien des cas sa nécessité n'est pas très démontrée, d'autant plus qu'elle n'est pas exempte d'inconvénients, et Raymond (1) prétend « qu'elle

(1) Raymond, *loc. cit.*

peut avoir pour effet d'accélérer la marche ultérieure de l'atrophie. »

L'étude des commémoratifs pourra aussi mettre sur la voie. On sait en effet que, dans l'espèce, l'hérédité est étrangère à son développement, ou ne manifeste son influence que d'une façon insidieuse, et que le caractère familial manque le plus souvent. L'époque et le mode du début auront aussi leur importance ; il ne faudra pas oublier non plus le mode d'évolution, et, en examinant ainsi l'ensemble symptomatique, on arrivera assez facilement à faire le diagnostic.

Lorsque la maladie sera assez avancée et ne présentera pas de complications, ses caractères typiques, étudiés à la fin du dernier chapitre, ne permettront pas de laisser planer le moindre doute.

Il n'en sera pas de même lorsqu'il y aura des symptômes surajoutés.

Nous avons déjà vu dans le chapitre II que, parmi ces complications symptomatiques, il y en a certaines qui peuvent se grouper sous des symptômes particuliers et former des maladies à part.

C'est ainsi que :

1° Dans le syndrome *myopatique* il faudra ranger les cas à début variable, à marche descendante de la racine des membres vers les extrémités, à caractère familial, etc.;

2° Dans le syndrome *atrophie neuropathique* rentreront les cas où les phénomènes douloureux auront joué le plus grand rôle et donné leur note particulière à la maladie ; il y aura en même temps des troubles anesthésiques, parfois des arthropathies, et comme antécédents quelque *intoxication ;* la distribution géographique de l'atrophie guidera aussi dans beaucoup de circonstances ;

3° Dans le syndrome *sclérose latérale médullaire* on reconnaîtra sans peine la prédominance des signes correspondants aux lésions des cordons latéraux de la moelle : contractures, tremblement épileptoïde ;

4° Dans le syndrome *labio-glosso-laryngé,* l'apparition rapide de ces phénomènes moteurs, et leur intensité beaucoup plus grande relativement aux troubles atrophiques, sera la base du diagnostic ;

6° Dans le syndrome *syringomyélie,* les phénomènes anesthésiques : analgésie, thermanesthésie, dissociation de ces lésions, domineront la scène.

Lorsque l'on se trouve en présence d'un malade atteint d'atrophie musculaire, on peut se demander si son affection ne relève pas d'une lésion médullaire, siégeant ailleurs que dans les cornes antérieures ; si l'on n'a pas affaire à une atrophie secondaire consécutive à une ataxie locomotrice, à une sclérose en plaques, à certaines formes de la myélite transverse, etc....

Ces cas sont nombreux et ont été, en particulier, le sujet d'une étude remarquable de M. le professeur Carrieu (1) ; mais la prédominance des lésions antérieures et leurs symptômes respectifs ne permettront aucun doute. Dans les observations citées à ce sujet, les malades ont tous présenté, au début, des signes manifestes d'ataxie, de sclérose en plaques, etc...., et ce n'est que plus tard que ceux de l'atrophie musculaire ont apparu. Aussi croyons-nous inutile d'y insister.

Il en est de même pour les atrophies consécutives à une lésion cérébrale, qui aura tout d'abord jeté sa note caractéristique dans la symptomatologie de la maladie.

Dans la paralysie générale on rencontre aussi de l'atrophie, mais les troubles psychiques et ceux de la parole, liés à cette affection, mettent immédiatement sur la voie.

(1) Carrieu, Thèse de doctorat, Montpellier, 1875.

Il peut aussi y avoir des cas où le malade présente surtout des troubles de la sensibilité. Nous avons vu déjà que le plus souvent on a alors affaire à une syringomyélie. On peut aussi être en présence d'une myopathie inhérente à l'hystérie.

Ces faits récents sont connus depuis quelques années, à la suite des remarquables recherches de Charcot, qui a cité un certain nombre de malades du sexe masculin, affectés de paralysies hystériques, compliquées d'atrophie musculaire. Ces cas relativement fréquents ont été consignés dans un travail de Babinski (1).

En lisant ces observations, on constate que ces atrophies présentent les caractères physiques et électriques du type Aran-Duchenne, mais elles ne sont que des complications tardives de la manifestation hystérique.

Les troubles de la sensibilité sont dus, dans l'espèce, à la névrose, et, comme ils sont toujours liés à d'autres stigmates d'hystérie, il sera facile de faire la distinction.

Reste le diagnostic avec les polyomyélites antérieures. Certes, dans la phase aiguë de la paralysie spinale de l'adulte, il n'y aura pas la moindre difficulté, grâce à ses caractères spéciaux, que l'on peut résumer ainsi :

Début subit avec fièvre ;

Paralysie envahissant d'emblée une grande étendue de l'appareil musculaire ;

Retour de la motilité dans un certain nombre de muscles ;

Abolition de l'excitabilité faradique dans les points où siège l'atrophie.

Mais plus tard, quand la maladie a parcouru sa phase d'acuité, lorsqu'elle s'est en quelque sorte éteinte, on est en droit de se demander s'il s'agit des résidus d'une polyomyélite antérieure aiguë antécédente ou d'une atrophie musculaire progressive

(1) Babinski, *Archives de neurologie*, 1886

en voie d'évolution. Dans ce cas, l'étude des commémoratifs et l'analyse de la marche de la maladie seront d'un secours précieux et ne permettront pas la moindre hésitation.

Il en sera de même lorsque la marche de cette affection sera lente ou lorsque l'on aura affaire à une polyomyélite chronique, forme Erb.

Il suffira de s'appuyer sur l'apparition d'une parésie motrice bien nette, précédent l'atrophie musculaire, sur l'évolution et la distribution de cette atrophie, qui s'attaque simultanément à un certain nombre de muscles, sur l'absence habituelle de contractions fibrillaires, pour faire la différence.

Nous n'insisterons pas non plus sur le diagnostic de notre syndrome avec la paralysie spinale de l'enfant, aiguë ou chronique. Les considérations déjà décrites à propos de la paralysie spinale de l'adulte trouveraient leur place ici ; nous n'y revenons pas ; il y a, en outre, un autre argument, c'est l'âge de l'apparition de la maladie. Nous savons, en effet, que l'atrophie musculaire progressive, type Aran-Duchenne, a son maximum de fréquence à l'âge mûr.

Pronostic. — Quoad vitam, le pronostic du type Aran-Duchenne n'est pas grave à cause de son évolution très lente et, à ce point de vue, elle diffère des autres formes d'amyotrophie ; elle présente aussi des chances de guérison minimes, mais réelles. Mais si son évolution devient plus rapide, si les lésions gagnent en étendue, il est à craindre que la maladie se complique de troubles de la déglutition ou de la phonation et se termine par l'asphyxie, si les phénomènes bulbaires viennent à augmenter.

D'après Duchenne, la grande lenteur de son évolution, sa tendance à rester localisée à un même groupe de muscles, aux membres principalement, sont des circonstances favorables, et se rencontreraient beaucoup plus souvent dans les cas où l'atrophie se serait développée sous l'influence d'une cause tangible. Voici, d'ailleurs, ce qu'il dit à ce propos : « J'ai remarqué que cette maladie, lorsqu'elle se développe sans cause occasionnelle connue, se généralise rapidement et se termine ordinairement d'une manière fatale ; tandis que si l'atrophie a été provoquée par un travail forcé chez les ouvriers, et s'est manifestée d'abord dans les muscles qui ont fatigué davantage, alors, ou elle reste souvent localisée dans ces derniers, ou elle progresse moins rapidement, ou elle oppose moins de résistance à l'action curative de la faradisation localisée. Ne ressort-il pas de ce fait que, dans ces derniers cas, la puissance de la diathèse est moins grande que dans le premier, et que, sans la cause occasionnelle, sans l'abus du travail par exemple, l'atrophie ne se serait pas sans doute développée ? J'en conclus donc que le pronostic doit être moins grave, lorsque l'atrophie se montre localisée primitivement dans les muscles qui ont été surmenés par un travail excessif et trop continu. »

Ces faits, quoique inconstants, nous ont paru intéressants à signaler, car, au point de vue clinique, le pronostic pourra varier sensiblement suivant l'étiologie de la maladie ; mais cependant il ne faut pas y attacher une trop grande importance, et l'on doit toujours être très réservé à ce sujet.

Traitement. — Comme nous venons de le dire, quand l'atrophie est traitée à ses débuts, on peut dans quelques circonstances enrayer dans une certaine mesure sa marche progressive. C'est là un point important que tout médecin ne doit pas perdre de vue.

Le seul but que l'on doit avoir, c'est de réveiller et d'entretenir la contractilité des fibres musculaires menacées ou envahies par l'atrophie.

Peut-on penser, en effet, à obtenir la résorption des lésions spinales en modifiant la vascularisation et la nutrition de la moelle? Nous l'ignorons et les auteurs sont muets à ce sujet.

Quoi qu'il en soit, les médications internes doivent être laissées de côté, car elles ne donnent aucun résultat ; une seule sera instituée et pourra améliorer l'état du sujet, c'est la médication iodurée associée au mercure, si l'on suppose qu'il y a eu auparavant une infection syphilitique. Hammond cite un cas où l'atrophie musculaire progressive a pu être enrayée par l'emploi des spécifiques; Fournier a constaté aussi de bons effets chez deux de ses malades.

Mais l'électrisation est le seul moyen qui ait donné quelques résultats.

Sous quelle forme doit-on l'employer?

Remak emploie les courants continus ; Benedikt combine les courants continus et la faradisation localisée ; Legros et Onimus, croyant agir sur la moelle et les muscles en même temps, placent une électrode, la positive, sur la moelle, et l'autre sur les muscles atrophiés ou sur les nerfs qui s'y rendent.

Le Fort préconise l'emploi des courants continus faibles, et il les laisse à demeure pendant des jours et des semaines.

En résumé, on emploiera des courants continus assez faibles. Afin d'éviter les effets locaux (hypérémie, escharification), on emploiera des électrodes larges, recouvertes de compresses mouillées, qu'on humectera au besoin et que l'on remplacera de temps en temps. On intervertira souvent le courant, toutes les une ou deux minutes (Raymond).

On électrisera successivement la moelle et les muscles.

Dans le premier cas, on place le pôle positif sur la nuque et le pôle négatif sur la région des lombes ; de plus, on aura soin d'intervertir de temps en temps le courant.

Si l'on pense à l'existence de foyers circonscrits de lésions spinales, on rapprochera les deux électrodes.

Dans le second cas, on laissera un pôle sur le rachis, et comme l'ont indiqué Legros et Onimus on promènera l'autre sur les régions musculaires atrophiées.

Nous n'aborderons pas l'étude de la pathogénie de ce traitement, car on n'est pas encore fixé sur le rôle que joue l'électricité ; il nous suffisait d'indiquer les résultats plus ou moins favorables que l'on a ainsi obtenu et de montrer comment on doit constituer cette médication.

D'autres auteurs ont conseillé le massage, mais les effets ont été moins satisfaisants.

Il est inutile d'ajouter qu'il est bon d'avoir recours aux toniques, non pour agir sur l'atrophie elle-même, mais pour soutenir l'état général du malade et éloigner le plus possible la période de consomption.

CONCLUSIONS

Il nous semble que, de l'étude précédente, nous pouvons faire ressortir les faits suivants :

L'atrophie musculaire progressive (type Aran-Duchenne) présente une symptomatologie toujours identique dans ses grandes lignes au point de vue clinique.

Cette entité morbide est confirmée par des lésions anatomo-pathologiques qui lui sont propres.

La diversité des descriptions provient de ce que l'on avait rangé dans son cadre un grand nombre d'amyotrophies qui forment des entités morbides bien nettes, tant au point de vue clinique qu'au point de vue anatomique.

Le diagnostic est la plupart du temps facile, et, dans les cas diffus, paraissant être des intermédiaires entre les diverses amyotrophies progressives et le type Aran-Duchenne, on devra se baser sur la prédominance du syndrôme correspondant à l'une des affections.

Le pronostic est grave, mais il n'est pas fatal comme dans les autres amyotrophies, les myopathies par exemple.

Aussi doit-on, surtout au début, instituer un traitement énergique ; la seule médication est sans contredit l'électrothérapie.

INDEX BIBLIOGRAHIQUE

ARAN. — Archives générales de médecine, 1850.

BABINSKI et ONANOFF. — Myopathie progressive primitive. Gazette médicale de Paris, 1888.

BAÜMLER. — Dissertations inaugurales. Leipzick, 1887.

BENOÎT (Mlle). — Thèse de Paris, 1883.

BRISSAUD. — Les paralysies toxiques. Thèse d'agrégation. Paris, 1886.

BROSSARD. — Thèse de Paris, 1886.

CARRIEU. — Des amyotrophies spinales secondaires. Thèse de Montpellier, 1875.

CHARCOT. — Leçons sur les maladies du système nerveux.

— Progrès médical, 1885. Révision nosographique des atrophies musculaires.

CHARCOT et MARIE. — Revue de médecine, 1886.

CRUVEILHIER. — Archives générales de médecine, 1853.

DEBOVE. — Progrès médical, 1879. Note sur un cas d'atrophie muscu laire protopathique.

DEBOVE et GOMBAULT. — Contribution à l'étude de la sclérose latérale. Archives de physiologie, 1879.

DÉJERINE. — Étude anatomique sur la paralysie labio-glosso-laryngée. Archives de neurologie, 1883.

— Thèse d'agrégation, 1886. L'hérédité dans les maladies du système nerveux.

DUCHENNE. — Mémoire sur l'anat. pathologique de l'atrophie musculaire progressive. Comptes rendus de l'Académie des scienc., 1885.

— Traité de l'électrisation localisée. Comptes rendus de l'Académie des sciences, 1872.

DUPLAIX et LEJARD. — Note sur un cas d'atrophie saturnine. Archives générales de médecine, 1883.

EICHHORST. — Berliner klin. Wochenschrift, 1873.

ERB. — Deutches Archiv für klinische Medecin, 1884, t. XXXIV.

ERB et SCHULTZE. — Arch. für Psych., 1879.

FRIEDREICH. — Ueber progressive Muskelatrophie, etc. Berlin, 1873.

GOMBAULT. — Étude sur la sclérose latérale amyotrophique. Thèse de Paris, 1877.

GRASSET. — Maladies du système nerveux.

HAMMOND. — Traité des maladies du système nerveux. Paris, 1879.

JOFFROY et ACHARD. — De la myélite cavitaire. Archives de physiologie, 1885.

LANDOUZY et DÉJERINE. — De la myopathie atrophique progressive. Revue de médecine, 1885. Revue de médecine, 1886.

LEYDEN. — Archiv für Psych. etc., VIII, 1878, p. 641.

LOCKART-CLARKE. — Med. surg. Transactions, 1873.

MERYON. — Med. chirurg. Transact. London, 1852, p. 73.

OLLIVIER (d'Angers). — Traité de la moelle épinière et de ses maladies. Paris, 1877.

PARISOT. — Pathogénie des atrophies musculaires. Thèse d'agrégation, 1886.

PIERRET. — Archives de physiologie, 1872.

RAYMOND. — Maladies du système nerveux.

RAYMOND et DUVAL. — Paralysie labio-glosso-laryngée. Archives de physiologie, 1879.

SCHULTZE. — Zeitschrift für die klin. Medicin, 1888.

SCHÜPPEL. — Archiv der Heilkunde, 1875.

SIMON (Jules). — Atrophie musculaire progressive. Dictionnaire de Jaccoud.

THÉRÈZE. — Revue générale. Gazette des hôpitaux, 1890.

VULPIAN. — Leçons sur les maladies du système nerveux. Paris, 1886.

WESTPHALL. — Archiv für Psych. und New., t. XVII, 1885.

ZIMMERLIN. — Zeitschrift für klin. Medicin., t. VII, 1883.

Vu et permis d'imprimer:
Montpellier, le 11 novembre 1892.
Le Recteur de l'Académie,
A. GÉRARD.

Vu et approuvé :
Montpellier, le 11 novembre 1892
Le Doyen,
MAIRET.

SERMENT

En présence des Maîtres de cette École, de mes chers condisciples et devant l'effigie d'Hippocrate, je promets et je jure, au nom de l'Être suprême, d'être fidèle aux lois de l'honneur et de la probité dans l'exercice de la médecine. Je donnerai mes soins gratuits à l'indigent, et n'exigerai jamais un salaire au-dessus de mon travail. Admis dans l'intérieur des maisons, mes yeux n'y verront pas ce qui s'y passe, ma langue taira les secrets qui me seront confiés, et mon état ne servira pas à corrompre les mœurs ni à favoriser le crime. Respectueux et reconnaissant envers mes Maîtres, je rendrai à leurs enfants l'instruction que j'ai reçue de leurs pères.

Que les hommes m'accordent leur estime, si je suis fidèle à mes promesses ! Que je sois couvert d'opprobre et méprisé de mes confrères, si j'y manque !

www.ingramcontent.com/pod-product-compliance
Ingram Content Group UK Ltd.
Pitfield, Milton Keynes, MK11 3LW, UK
UKHW020329250726
13967UKWH00004B/1933

9 782012 941069